U0189065

科技民生报告

中国科协学会服务中心 主编

生殖健康
孕育未来

REPRODUCTIVE HEALTH
GESTATES FUTURE

《中华医学杂志》社有限责任公司 / 编著

中国科学技术出版社
· 北 京 ·

丛书策划

策　划：刘亚东　王　婷

执　行：任事平　李肖建　闫　爽　唐思勤　马睿乾

　　　　解　锋

本书编委会

策划委员会

郎景和（中国医学科学院北京协和医院）

乔　杰（北京大学第三医院）

王　健（中华医学会）

魏均民（《中华医学杂志》社有限责任公司）

金　东（《中华医学杂志》社有限责任公司）

刘　冰（《中华医学杂志》社有限责任公司）

编辑委员会

主　　编：郎景和（中国医学科学院北京协和医院）

特邀顾问：乔　杰（北京大学第三医院）

副主编（按姓氏笔画排序）：

马良坤（中国医学科学院北京协和医院）

王一方（北京大学医学部）

朱　兰（中国医学科学院北京协和医院）

向　阳（中国医学科学院北京协和医院）

刘欣燕（中国医学科学院北京协和医院）

刘俊涛（中国医学科学院北京协和医院）

江琪琪（《中华医学杂志》社有限责任公司）

李　蓉（北京大学第三医院）

郁　琦（中国医学科学院北京协和医院）

唐　芹（中华医学会）

谭先杰（中国医学科学院北京协和医院）

编委（按姓氏笔画排序）：

万　阔（中国医学科学院北京协和医院）

王　洋（北京大学第三医院）

王　雪（中国医学科学院北京协和医院）

王媛媛（北京大学第三医院）

刘燕萍（中国医学科学院北京协和医院）

孙　崟（中国医学科学院北京协和医院）

孙正怡（中国医学科学院北京协和医院）

李　蕊（中国医学科学院北京协和医院）

李春颖（中国医学科学院北京协和医院）

杨　毅（北京市丰台区大红门社区卫生服务中心）

肖亚玲（中国医学科学院北京协和医院）

余梦婷（杭州医学院）

陈蔚琳（中国医学科学院北京协和医院）

周希亚（中国医学科学院北京协和医院）

段艳平（中国医学科学院北京协和医院）

宣　磊（中国医学科学院北京协和医院）

桂　婷（中国医学科学院北京协和医院）

戚庆炜（中国医学科学院北京协和医院）

彭　萍（中国医学科学院北京协和医院）

蒋宇林（中国医学科学院北京协和医院）

樊庆泊（中国医学科学院北京协和医院）

滕利荣（中国医学科学院北京协和医院）

编辑（按姓氏笔画排序）：

江琪琪（《中华医学杂志》社有限责任公司）

李　伟（《中华医学杂志》社有限责任公司）

李　鹏（《中华医学杂志》社有限责任公司）

张晓冬（《中华医学杂志》社有限责任公司）

审校（按姓氏笔画排序）：

陈　欣（中国医学科学院北京协和医院）

罗恋梅（首都医科大学附属北京安贞医院）

黄付敏（中国医学科学院北京协和医院）

目录

第六章

妇科肿瘤是否是生殖杀手

第七章

生育：放眼生育之外

导读

生殖健康与身心健康密切相关，是全周期保障人民健康的重要一环，治疗生殖健康疾病、提高生殖健康水平是重要的民生工程。

新技术的成功实施、广大人民群众对优生优育的期待激励着生殖医学工作者们不断前行，越来越多的夫妇将从辅助生育技术的进步中获得帮助，实现生殖健康。但工作压力等社会因素导致我国平均生育年龄推迟，且随着“二孩”“三孩”生育政策的推行，现阶段我国高龄、高危孕产妇比例显著增大，孕产妇安全和孕期管理面临着新问题。不孕症与辅助生殖技术、高危妊娠相关研究关系到千千万万妇女儿童的健康，关系到千千万万家庭的幸福，也关系到“健康中国”的国家发展战略。

我国是出生缺陷高发国，每年有 80 万 ~ 120 万出生缺陷儿出生，换言之，平均每 30 秒就有一个出生缺陷儿诞生！出生缺陷通常包括结构畸形、染色体异常、遗传代谢性疾病及功能异常等，病种多达 8000 种以上，是导致早期流产、死胎、围产儿死亡、婴幼儿死亡和先天残疾的主要原因，也会对家庭和社会造成巨大的经济和精神负担。本书旨在深化宣传教育，聚力综合防治出生缺陷、提高优生优育服务水平，优化全程服务，保障优化生育政策实施，不断提高出生人口素质和妇幼健康水平。

对于育龄女性而言，在承担家庭生育责任的同时，也承受着意外妊娠带来的伤害，科学避孕是育龄期女性面对的最大难题。本书旨在引导育龄人群建立科学避孕的理念，增强优生优育意识，营造育龄人群共同关注生殖健康的良好氛围。

妇女儿童健康是全民健康的基础，是衡量社会文明进步的标尺，是民族可持续发展的前提。妇科肿瘤不仅会影响女性的美丽与健康，严重时还会危及生命。保护和促进妇女生殖健康，对出生人口素质提高和家庭幸福至关重要，本书旨在让健康科普知识惠及广大女性，为女性健康保驾护航。

生育是人类自身的再生产，体现着人的尊严、权利、自由和人类的福祉与希望。生育文化是一个社会中有关生育问题的思想认识、价值观念、社会心理、制度法规、风俗习惯、社会规范、行为方式的总和。生育文化包括生育子女的价值或生育动机，以及生育意愿等，但它同时也涉及与生育密切相关的婚姻观、家庭观、子女观、幸福观等。不同的生育文化，会在这些方面形成不同的观念。这些不同的观念反过来又会影响到育龄人口的生育意愿和生育行为。本书旨在将先进的文明和新型婚育观念传播和推广到千家万户，引导人们走出传统的经验主义生活，最终走出传统的生活模式和生育模式，实现新生活方式基础上婚育观念的现代化。

第一章

新时代·新政策·新观念

“三孩政策”开放，我们准备好了吗？

促进人口长期均衡发展是关系到每个家庭幸福生活和整个社会稳定发展的国之大计。为顺应人口发展规律、积极应对少子、老龄化等问题，我国政府近年来不断调整完善生育政策，每次生育政策的调整都是广受社会和公众关注的焦点话题。您了解“三孩政策”的具体内容吗？中华人民共和国成立以来，我国的生育政策一共经历了几次调整？如何正确理解常见的一些人口学概念和统计数据？

一、“三孩政策”的具体内容

2021 年 5 月 31 日，中共中央政治局召开会议，审议《关于优化生育政策 促进人口长期均衡发展的决定》并指出，为进一步优化生育政策，实施一对夫妻可以生育三个子女政策及配套支持措施。2021 年 8 月 20 日，全国人大常委会会议表决通过了关于修改人口与计划生育法的决定，修改后的人口计划生育法规定，国家提倡适龄婚育、优生优育，一对夫妻可以生育三个子女。

随着“三孩政策”的落地，我国政府还制定出台了一系列鼓励生育的配套措施，主要包括：一是建立健全生育政策服务管理体系；二是提高优生优育服务水平；三是发展普惠托育服务体系；四是降低生育、养育、教育成本。

二、我国生育政策的历史变迁

计划生育即按人口政策有计划的生育。1982 年 9 月计划生育被定为基本国策，同年 12 月写入宪法。主要内容及目的是：提倡晚婚、晚育，少生、优生，从而有计划地控制人口。党和国家始终坚持人口与发展综合决策，科学把握人口发展规律，坚持计划生育基本国策，有力促进了经济发展和社会进步，为全面建成小康社会奠定了坚实基础。党的十八大以来，党中央高度重视人口问题，根据我国人口发展变化形势，逐步调整完善生育政策。

我国生育政策的历史变迁

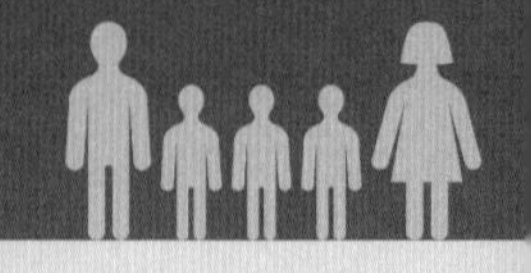

20 世纪 50—60 年代

鼓励生育 中华人民共和国成立伊始，百废待兴、百业待举；“人多力量大”“多子多福”等观念深入人心。马寅初教授在《新人口论》中指出了我国人口增长过快与社会资源供给不足的矛盾性问题，并提出了控制人口数量、提高人口质量的建议。

70 年代

宽松计划生育 推行“晚、稀、少”的生育政策，积极倡导“节制生育”的观念。“晚”是指男 25 周岁、女 23 周岁结婚；“稀”是指拉长生育间隔，两胎之间要间隔 4 年左右；“少”是指只生两个孩子。随着人民生活水平的提高，育龄夫妇的生育意愿也逐渐下降。

平均人口数 一定时期内各个时间点人口数的平均数，为方便计算，通常取值为“期初人口数与期末人口数之和的1/2”。例如：2021 年，年初全国总人口数为 141212 万人，年末全国总人口数为 141260 万人，则 2021 年的我国平均总人口数 =（141212+141260）/2=141236（万人）。

全国人口共 141178 万人*

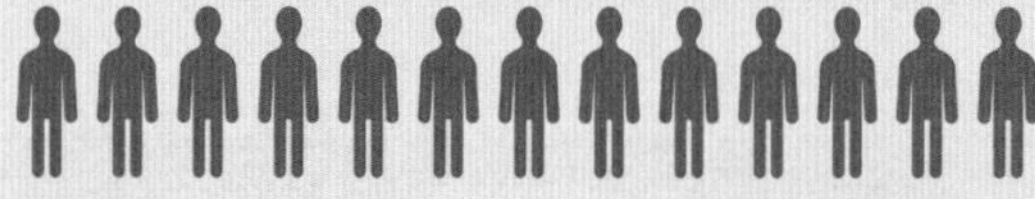

51.24%

48.76%

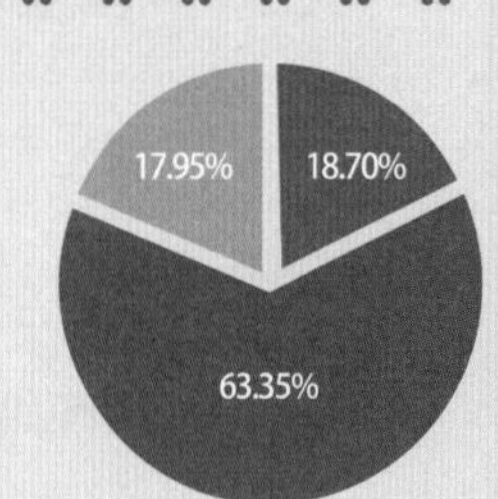

■ 0～14岁 ■ 15～59岁 ■ 60岁及以

三孩政策

2021 年 8 月 20 日，全国人大常委会会议表决通过了关于修改人口与计划生育法的决定，修改后的人口计划生育法规定，国家提倡适龄婚育、优生优育，一对夫妻可以生育三个子女。

建立健全生育政策服务管理体系

提高优生优育服务水平

发展普惠托育服务体系

降低生育、养育、教育成本

随着社会经济和历史发展的变迁，我国的生育政策经历了多次调整。根据国家相关政策文件和生育水平变动状况，大致可分为四个阶段。

80 年代—2011 年

一孩政策” 提倡一对夫妇只生育
个子女。1982 年，计划生育政策被
式写入宪法，并长期作为我国基本
策之一。实施期间，全国范围内减
了约 4 亿出生人口。然而，随着人
期望寿命的不断增长，人口老龄化
势严峻。

2011年—2021 年

鼓励生育 2011 年 11 月起开始实施“双独二孩政策”；2013 年 12 月起开始实施“单独二孩政策”；2015 年 10 月起开始实施“全面二孩政策”。然而，育龄夫妇的生育意愿并未因政策调整而上升，根据最新第七次人口普查数据显示，2020 年我国育龄妇女总和生育率为 1.3，即每名育龄妇女平均生育 1.3 个子女。

生育率

70年
75年
80年
90年
95年
低生育率风险警戒线
05年

“全面二孩政策”实施效果

2016 年的出生人口数和出生率都略有上升，显示出了政策调整对育龄人群生育意愿的短暂刺激效果。然而，随着生育意愿的集中释放，自 2017 年起出生人口数和出生率呈逐年下跌趋势。

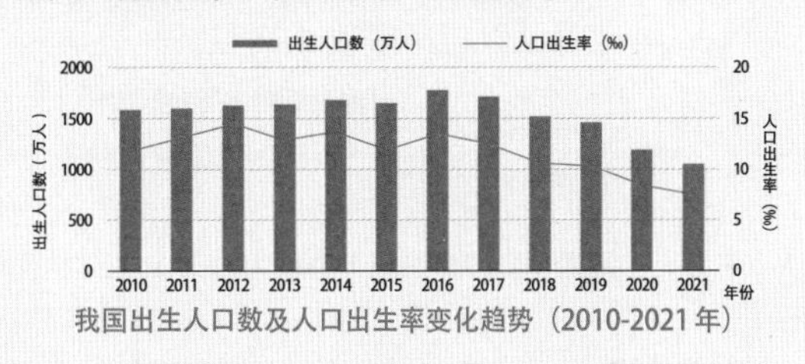

我国出生人口数及人口出生率变化趋势（2010-2021 年）

021 年我国出生人
1062 万人，其中
孩占比为 41.4%，
孩及以上占比为
4.5%，三胎政策下
来出生人口会呈
升趋势的结论仍
待验证。

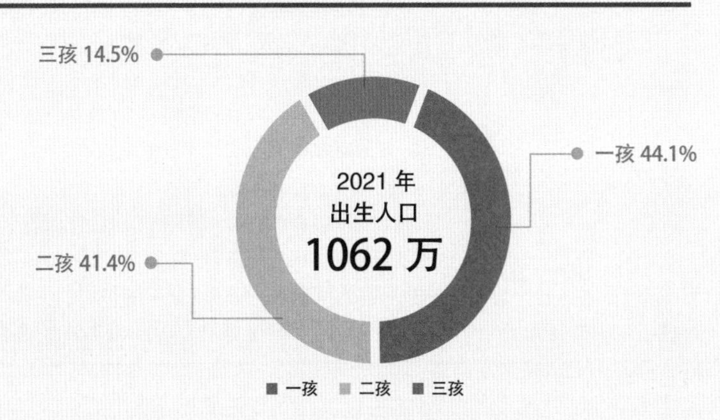

三、生育政策相关的人口学概念

在阅读生育政策相关的政府报告或新闻评论时，读者经常会看到
概念，在不同文章甚至同一文章中使用到不同概念，这可能会给读者
下这些人口学概念相关的定义，有助于大家更好地理解生育政策相关

人口学概念	释义
出生人口数	一定时期内出生的活产婴儿总数（活产婴儿是指新生儿出生时具有心跳、呼 脐带搏动、随意肌收缩 4 项生命现象之一者）
平均人口数	一定时期内各个时间点人口数的平均数，为方便计算，通常取值为“期初 数与期末人口数之和的 1/2”
育龄妇女	处于生育期的妇女，人口学领域通常使用 15~49 岁的年龄界限标准
出生率（又称粗出生率）	一定时期内平均每千人中出生人数的比率，反映一定时期内人口的出生水平 取值为“出生人口数 / 平均总人口数 ×1000‰”
生育率	一定时期内出生人口数与同期平均育龄妇女人数之比。这个数据更能精确 映一定时期内人口的出生水平或生育状况
总和生育率	假设妇女按照某一年的年龄别生育率度过育龄期，平均每个妇女在育龄期 的孩子数。国际上通过以总和生育率 2.1 视为人口世代更替水平，也就是 考虑到全人群的死亡风险后，平均每个妇女在一生中大约需要生育 2.1 个孩 能维持人口世代更替，通常把总和生育率小于 1.5 视为“低生育率风险警戒

生率”“生育率”“总和生育率”等人口学
不便或困惑。下面就让我们一起来学习一
识。

举例
年我国出生人口数 1062 万人，即指 2021 年 1 月 1 日至 2021 年 12 月 31 日，全国范围内一共了 1062 万名活产婴儿
年，年初全国总人口数为 141212 万人，年末全国总人口数为 141260 万人，则 2021 年的我国总人口数 =（141212+141260）/2=141236（万人）
年我国平均育龄妇女人数为 32229 万人，即指 15~49 岁的平均女性人口数
年我国出生率为 7.52‰，计算方法是：2021 年出生人口 1062 万人除以 2021 年平均总人口数 236 万人 [(1062/141236) × 1000‰ =7.52‰]，表示平均每千人口中有 7.52 个新生儿
年我国生育率为，计算方法是等于 2020 年出生人口 1200 万人除以 2020 年平均育龄妇女人数 29 万人 [(1200/32229) × 1000‰ =37.23‰]，表示平均每千名育龄妇女生育了 37.23 个新生儿
次人口普查数据显示，2020 年我国育龄妇女总和生育率为 1.3，即指按照 2020 年的年龄别生育平估算，平均每个妇女在育龄期仅生育 1.3 个孩子，提示我国已进入低生育率时代

“丰富多彩”的现代女性生育观

前文中，我们介绍了“三孩政策”的具体内容及其对促进人口长期均衡发展的重要意义。那么，我国的出生人口数量有何变化趋势？育龄夫妇的生育意愿处于什么水平？在丰富多彩的现代社会中，育龄女性群体如何看待婚姻和生育问题？

育龄人口数量下降

根据我国第六次和第七次人口普查数据，2010年我国20～44岁女性育龄人口数在2.8亿，2020年是2.3亿，10年时间里就下降了近5000万，按照现在的人口发展趋势预测，在未来20～30年还会进一步下降。

一、我国育龄人群的生育现状

自2015年“全面二孩政策”实施以后，2016年的出生人口数和出生率都略有上升，自2017年起出生人口数和出生率呈逐年下跌趋势。

二、育龄人群的生育意愿及影响因素

生育意愿下降

不同地区的生育意愿调查数据均显示，即使在目前逐渐开放的生育政策环境下，育龄人群的生育意愿仍呈逐渐下降趋势，尤其是年轻育龄人群的生育意愿不高。

在“三孩政策”刚发布实施时，新华社曾发起一项“三孩生育政策来了，你准备好了吗？”的网络投票，在参与投票的3万人中，有2.7万人选择“完全不考虑”。根据最新一项在湖北全省范围内开展的“三孩政策”下育龄夫妇生育意愿调查结果显示：未生育家庭、一孩家庭和二孩家庭的比例分别为3.64%、55.41%和40.95%，平均理想子女数分别为1.46个、1.57个和2.07个；一孩家庭有二孩生育意愿比例为10.13%，二孩家庭有三孩生育意愿比例为2.75%；城市家庭的生育意愿显著低于农村家庭（城市、农村一孩家庭有二孩生育意愿的比例分别为5.36%和13.11%，二孩家庭有三孩生育意愿的比例分别为2.00%和3.22%）；另外，经济水平越发达的地区，受访者生育意愿就越低。

生育力下降

我国育龄人群的不孕率已从2007年的11.9%上升至2020年的17.6%，估计目前约有3300万对育龄夫妇面临不孕问题困扰。*

* 北京大学第三医院国家妇产疾病临床医学研究中心全国育龄人群生育健康监测。

此外，随着经济水平的提高，家庭对下一代的投入和期望越来越高，因此，育儿成本也是影响育龄夫妇生育意愿的重要因素之一。北京大学团队开展的一项最新全国性调查显示，在“三孩政策”背景下，94.7% 的育龄父母自我报告有 0 ~ 3 岁孩子抚养障碍，常见障碍包括：时间成本高（39.3%）、经济成本高（36.5%）和教育成本高（13.5%）。另有研究表明，0 ~ 3 岁孩子的家庭养育成本多为饮食成本和时间成本，4 ~ 6 岁和 7 ~ 12 岁的家庭养育成本则集中在教育成本、机会成本和人力成本，有祖辈支持照料会显著提高生育意愿。

三、现代女性的婚育观念

随着社会经济的快速发展，现代女性在教育、就业、经济、社会参与、领导赋权等领域的机会和地位不断提升，婚育观念也发生了巨大变化，不仅影响个体的婚姻、家庭选择及人生发展路径，更将深远地影响到我国未来的生育水平、人口结构、代际养老支持体系等。

最新一项覆盖 22 个省份、26 个城市的大学生婚恋观综合调查结果显示，女性大学生的理想结婚年龄平均为 27.47 岁（男性 27.45 岁），有明确结婚意愿的比例仅为 48.96%（男性

74.14%），意愿子女数仅为 1.19 个（男性 1.55 个）；近 90% 的受访大学生将“希望找个伴侣相互帮助、共同促进”作为促进恋爱的首要因素，表明当代大学生更关注婚恋对自身效能的提升；仅 29.23% 的女性大学生认为“婚姻是人生的必须项”（男性 55.88%），仅 17.49% 的女性大学生认为“需要通过婚姻生育孩子”（男性 33.37%）。

第七次全国人口普查数据显示，我国 18 ~ 22 岁的青年群体中，受教育程度在大学专科及以上者占比已高达 52.20%，未来这一比例还将持续提高，因此，大学生的婚育观念更能反映未来 20 ~ 30 年的育龄人群婚育意愿发展趋势。从上述调查数据可见，与同龄的男性大学生相比，女性大学生在婚育观念上持更加开放的态度，结婚和生育意愿均相对更低。

在低生育全球化趋势和实施“三孩政策”的背景下，中国的低生育现象与其他低生育国家已经并无本质不同，育龄夫妇自身的生育意愿日益成为决定中国当前和未来生育水平的决定性力量。一方面，随着社会经济的发展和青年一代独立自主意识的提升，婚姻和生育已不再被视为人生的必选项，越来越多的年轻人倾向于“不想婚”和“不想生”。另一方面，对于有生育意愿的育龄夫妇来说，又由于事业追求和育儿负担等外在压力，很多人又选择“推迟生”或“不敢生”。众多内在或外在因素错综交织，造成目前低生育意愿和低生育水平这一普遍现象。因此，提振人口生育水平是一项系统性工程，必须深入探析造成低生育意愿和低生育水平的根本原因及有效对策，不仅需要鼓励生育的政策，更需要一系列服务生育的配套性支持政策，减轻育龄夫妇孕育、生育、养育、教育的成本负担，建立生育友好型社会，才能实现人口长期均衡发展的目标。

孩子真的是我想生就能生吗？

很多年轻女性大学毕业后入职心仪的单位，在工作中努力拼搏，事业渐渐风生水起、顺风顺水，此时已近暮春之年，开始考虑生育下一代，无论是心智还是经济实力，都能给宝宝一个相对可靠的保障，一切准备就绪，静待宝宝的到来。而此时真的能得偿所愿吗？孩子真的是什么时候想生就能生吗？你真的了解自己的生育力吗？时光荏苒如白驹过隙，女性的生育力也如这逝去的时光般一去不复返。

一、什么是女性生育力？

生育力是指女性能够产生卵母细胞、卵母细胞受精并孕育成胎儿的能力。简而言之，生育力就是指女人生孩子的能力。卵巢在这一过程中起着至关重要的作用，如果没有卵巢产生的卵母细胞，就不会有后面的精卵结合和胎儿形成，生育力也就

⊙⊙⊙⊙⊙⊙⊙
⊙⊙⊙⊙⊙⊙⊙

女宝宝自带约 200 万个卵泡，每个卵泡内有一个未发育的卵细胞。之后逐渐减少，儿童时期大多卵泡即退化和闭锁。

⊙⊙⊙⊙

到青春期来月经的时候，卵巢内就只剩下约 30 万个卵泡；随着卵巢内的卵细胞周期变化，每个月都有一批卵泡站在同一起跑线上开始发育，而其中只有一个长得最快、最好的优势卵泡才能最终冲破终点、发育成熟并排卵，其他卵泡则走向了退化闭锁的道路，周而复始；

⊙

到 40 ~ 50 岁时，卵巢内就仅剩下几百个卵泡了，随着卵巢内卵泡的彻底耗竭，女性也就步入了绝经期。

无从谈起，因此卵巢是女性生育力的源头和关键。

女性的卵巢就像一座“只出不进”的金山，月月支出，但毫无收益，随着年龄的增长，我们自己的“卵子库”不断消耗，最终“身无分文”。

二、我的生育力到底怎么样？

女性生育力的评估涉及很多方面，而所有的评估都是围绕着“女人生孩子的能力”进行。

评估女性生育力的检查主要包括妇科超声、输卵管造影、性激素和抗米勒管激素。此外，根据所患的基础疾病或者慢性疾病的特殊检验检查需因人而异。

1. 妇科超声

超声是妇产科医生的“第三只眼”，对女性的卵巢、输卵

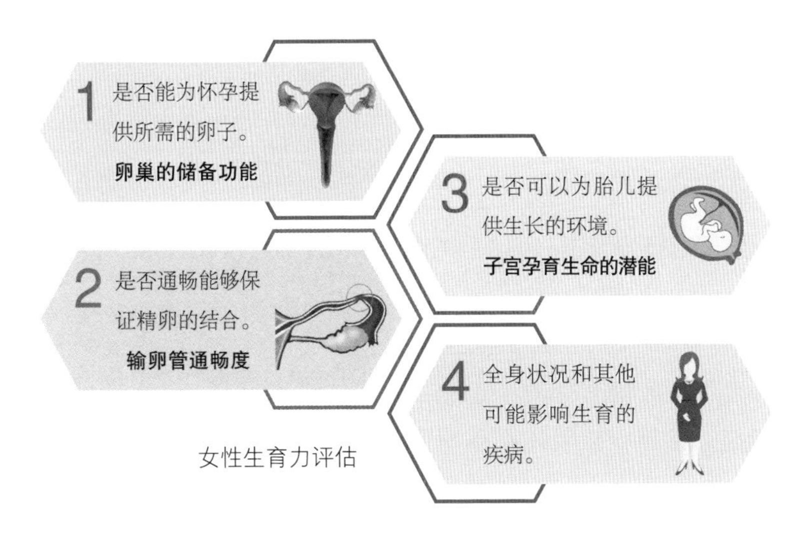

女性生育力评估

管和子宫都有重要的评估价值，而且它无创、可重复、价格低廉，是女性生育力评估的重要手段之一。妇科超声对生育力的评估价值主要包括以下几个方面。

（1）卵巢的评估：超声计数窦卵泡数是卵巢储备功能评估的指标之一。窦卵泡在超声下表现为直径 2 ～ 9mm 的“小黑圈”，正常女性单侧卵巢的窦卵泡数≥ 5 个，如果双侧卵巢的窦卵泡数之和 <5 个则提示卵巢储备功能减退；如果单侧卵巢的窦卵泡数≥ 12 个，同时伴有月经不规律、多毛痤疮等高雄激素的表现，可能预示着影响生育的多囊卵巢综合征的存在；此外，连续规律的超声检查，还能够了解卵泡的生长成熟和排卵情况；

对于不该存在于正常卵巢上的“异物”，比如“巧克力囊肿（卵巢子宫内膜异位症囊肿）”、卵巢畸胎瘤等，超声不仅能够很好地辨识，还能对其大小、形态、血流状态和与周围组织器官的位置关系进行描述，对之后的诊断和治疗提供积极的提示作用。

（2）输卵管的评估：输卵管是精子和卵子相遇形成受精卵的场所，也是受精卵运输回宫腔的通道；输卵管及其周围的炎症、输卵管梗阻和积水等也会明显降低生育力，甚至导致宫外孕的发生。受分辨率和超声成像原理的影响，正常的输卵管在超声下是看不到的；当输卵管内有异常液体积聚时，也就是“输卵管积水”时，可以在卵巢外观察到类似“腊肠样”长条状的黑色区域；此外，在超声下还可以进行输卵管通液和造影，了解输卵管的通畅度，相比于传统的 X 线下的输卵管造影，超声造影没有辐射，检查后不用避孕 3 个月至半年，明显缩短了怀孕的时间；如果输卵管因为各种问题发生了阻塞，那么就需要试管婴儿助孕治疗来帮助怀孕。

（3）子宫的评估：子宫是宝宝的房子，如果子宫这个房子“上雨旁风，无所盖障”，那么住在里面的宝宝将岌岌可危。超声不仅能够了解子宫的先天发育是否正常，还能发现子宫上后天的“异物”。比较常见的影响生育的子宫先天发育异常包括纵隔子宫和单角子宫，会导致自然流产、早产等的发生率明显升高；子宫上后天的“异物”最常见的是子宫肌瘤、子宫内膜息肉和子宫腺肌症，这些“异物”如果影响了宝宝“扎根的土壤”——子宫内膜，就需要在怀孕前治疗，解决掉这些麻烦。此外，随着“二孩”“三孩”政策的开放，以前做了剖宫产生过大宝儿的妈妈们也步入了再生育的行列，超声对以前剖宫产在子宫上留下的瘢痕愈合情况做初步评估。

2. 输卵管造影

X 射线下的子宫输卵管造影术（hysterosalpingography，HSG）已经有近百年的历史，是评价输卵管通畅性的经典手段，它还能间接评估输卵管的蠕动和拾卵功能以及子宫腔形态和盆腔环境。由于 HSG 的有创性，只有当存在如下情况时才考虑进行 HSG 检查：①符合不孕症的临床诊断；②疑似盆腔因素，尤其是输卵管因素导致的不孕症或有反复不良妊娠史；③生殖道发育畸形；④异位妊娠后准备再次备孕前；⑤输卵管手术后复查；⑥疑似宫腔粘连、宫腔瘢痕缺损；⑥实施辅助生殖技术前的检查。HSG 一般在月经干净后的 3 ～ 7 天进行，医生将含碘的造影剂注入子宫腔，在 X 线下观察造影剂流经宫腔、输卵管进入盆腔的情况并留取图像，对图像进行判读后给出输卵管通畅度分级、宫腔形态判断和盆腔情况描述。需要特别注意的是，对碘剂过敏者需谨慎选择；同时，因过分紧张所致的输卵管痉挛等因素可能会影响造影剂通过，造成输卵管梗阻的假象，因此结果的准确判读需要综合考虑病史、造影过程等诸多方面。

3. 性激素

临床上常用的评估卵巢功能的性激素主要包括卵泡刺激素（follicle stimulating hormone，FSH）、黄体生成素（luteinizing hormone，LH）、雌二醇（estradiol，E2）、孕酮（progesterone，P）、睾酮（testosterone，T）和催乳素（prolactin，PRL）六项，也称“性激素六项”。性激素的测定可以帮助了解女性的生殖内分泌状态，辅助诊断妇科内分泌疾病，月经的不同时期测定意义不同。最常见的是月经期检测（月经第 2 ～ 5 天的早卵泡期），此时检查可以反映卵巢的基本功能状态。如果发现 FSH>10 IU/L，需要警惕卵巢储备功能有减退的迹象，FSH>25 IU/L 则提示卵巢储备功能减退。需要注意的是，不能靠单次检查的结果就扣上卵巢功能减退的帽子，一般需要间隔 4 周以上的 2 次检查结果才能诊断。黄体期的孕激素检查，可以帮助判断是否存在黄体功能不足，对于反复流产者的意义较大。而对于长期不来月经的人，可以随时检查了解此时的内分泌状态，尽量不要在基础性激素检查前的一个月内应用黄体酮、雌激素等性激素药物，否则会影响检查结果的准确性。

4. 抗米勒管激素

目前抗米勒管激素（anti-müllerian hormone，AMH）是公认的反映卵巢储备功能的可靠且理想的血清标志物。它不受女性激素的影响，在整个月经周期都是稳定的，随时可以测定，而且不受人为主观因素的影响，更为客观。AMH 与卵巢内的窦卵泡数呈正相关，AMH 的水平越高，说明自身“卵子库”的库存越多、生育力越强，反之亦然；AMH 的水平越低，预示着卵子的储备越少。围绝经期的女性 AMH 显著下降，绝经后几乎测不出来。AMH 的正常范围是 2.0 ~ 6.8ng/mL，根据检测实验室和平台的不同，正常参考范围略有差异；当血清 AMH ≤ 1.1ng/mL 时考虑卵巢储备功能减退。但是，卵巢储备功能的下降并不等于不能生育，积极就医采取有效的生育指导和建议，一样也是可以顺利生育后代的。*

* 当患者不幸患有家族性的遗传病、先天性的疾病或者一些慢性病、免疫系统疾病时，当患者需要长期服用某种药物控制病情时，都需要在计划怀孕前咨询相关专科医生，必要时需要多个科室的医生坐在一起进行多学科的会诊，对身体状况是否适合怀孕进行综合评估，并将可能发生的风险降至最低。

三、谁影响了我的生育力？

年龄是女性生育力最大的“隐形杀手”，22～28 岁是女性最佳的生育年龄，30 岁之后生育力开始缓慢下降，一旦超过 35 岁则呈现断崖式下降，不仅卵细胞的数量明显减少，质量也显著下降，怀孕率明显降低的同时，自然流产、胎儿畸形和出生缺陷率显著增加；此外，随着年龄的增加，各种妇科病如子宫肌瘤、内膜息肉、卵巢囊肿、宫颈病变等也接踵而至，所有这些都直接或间接地对生育力造成了二次打击。虽然“试管婴儿”技术可以从一定程度上对生育起到促进作用，但高额的治疗费用、多次反复的治疗以及偏低的成功率，对生育力的挽救效果很难预测。即使怀孕了，高龄妊娠孕期高血压、糖尿病、心脏病等内科合并症以及胎儿生长受限、胎儿窘迫、新生儿窒息、围生儿死亡等的发生率均明显提高。

“亭亭玉立、纤腰楚楚”是当代女性追求的曼妙身材，其实无论是过度纤瘦还是过度肥胖都会影响生育力。女性的皮下脂肪是合成体内雌激素的原料，不科学的过度减肥会导致内分泌紊乱、月经失调、闭经和不排卵；此外，脂肪分泌的瘦素也随之减少，进一步加重内分泌失调而影响生育。同时，营养不均衡和微量元素的缺失也同样会影响生育力，比如叶酸和维生素 B_{12} 在 DNA 和蛋白质的修饰过程中起重要作用，多不饱和脂肪酸对机体生长、大脑发育和生殖功能均有不可替代的作用。肥胖同过度纤瘦一样，不仅会通过引起内分泌失调影响月经和排卵，还会导致卵子质量下降，进一步降低生育力，肥胖常伴发高血压、糖尿病、心脏病等各种健康问题，直接或间接地导致生育力的下降。

“珍爱生育力，远离烟酒。”很多女性通过抽烟、酗酒来缓解压力，殊不知这一举动会对生育力造成不可逆的损伤。香烟中含有超过 4000 余种化学物质，这些化学物质会降低雌激素的含量和活性，导致卵子的质量下降、成熟障碍；同时香烟中的苯并芘会加速“卵子库”中的卵泡闭锁、引发卵巢早衰和提前绝经；尼古丁还会改变卵子染色体中纺锤体的形成，导致染色体不分离和非整倍体胚胎的比例大大升高。酒精的摄入与不孕症密切相关，相比于不饮酒的女性，饮酒女性的妊娠率显著下降，并随着饮酒次数的增加而加重；大量的酒精摄入还会影响胚胎的正常发育，导致胚胎停育、流产，甚至畸形胎儿的产生。

生育是每个女性的权利，生育力是女性最宝贵的能力，希望每一位育龄期女性都能对自己的生育力有一个科学理智的认识，“劝君须惜生育力，莫待无力徒伤悲”！

第二章

不孕症的克星：辅助生殖技术

不孕症与辅助生殖技术

一、不孕症

世界卫生组织将不孕症定义为“育龄期、未采取任何避孕措施、有正常性生活1年及以上未妊娠”。从未有过妊娠史者称为原发不孕；曾有过妊娠史者称为继发不孕。在一般人群中，如果夫妇性生活正常且不避孕，1年内怀孕的概率约为84%。在第一年没有怀孕的夫妇，大约有50%可在第二年怀孕，累积妊娠率可达92%。

不孕的原因复杂，多项流行病学调查结果显示，女方因素约占40%～50%，男方因素约占25%～40%，男女双方共同因素约占20%～30%，不明原因不孕约占10%。其中女性不孕的病因主要包括：排卵异常、输卵管梗阻、子宫内膜异位症、子宫畸形；男性不育主要是精子数量与活力下降所致。

不孕症是全球新问题，尽管发生率各国报道不同，但随着社会的发展，不孕症的发病率呈明显上升趋势。据调查，中国不孕症发病率约为 7% ~ 10%。近年来，环境污染及生活方式的转变导致生育力受损，不孕症的发病率逐年上升，成为大家关注的热点问题。

二、不孕症给患者带来的心身压力

不孕症作为一种特殊的疾病，给不孕患者和家庭造成了较大的心理压力。随着现代医学的发展，不孕中的男性因素逐渐被发现。受社会角色认知的影响，当男性被诊断为不育时，男性的自尊心和自信心受挫感更加强烈。外在的社会舆论和内在的精神折磨，使得不孕不育患者会出现一定程度的心理及社会适应障碍。最常见的表现是焦虑和抑郁，还可能同时并发乏力、失眠、心悸等一系列躯体症状。如果焦虑和抑郁长期存在，患者会出现否认、沮丧、强迫、恐惧、偏执、多疑等人格特征。此外，患者会对生活中的其他事物和活动兴趣降低，人际关系紧张或淡漠，自尊心下降，而挫折感、孤独感、负罪感增加，难以适应正常的社交生活。

除了心理问题，不孕症患者还面临其他风险。导致不孕的最常见的原因之一是排卵障碍。长期不排卵，缺乏孕激素的保护，子宫内膜过度增生，导致子宫内膜不典型增生，甚至癌变。不孕症患者，由于压力过大，可能导致体内内分泌失调，出现甲状腺功能减退、厌食症/营养不良、暴饮暴食/超重。

三、辅助生殖技术给不孕症患者带来曙光

辅助生殖技术是指在体外对配子和胚胎进行医学操作，帮助不孕夫妇受孕的一组方法，包括人工授精、体外受精-胚胎移植及其衍生技术（卵母细胞胞质内单精子注射、胚胎植入前遗传学诊断）等。

自从第一例试管婴儿诞生起，辅助生殖技术经过长时间的应用及发展，逐渐成为治疗不孕症的一种有效方法，为不孕患者带来了生育的希望。最新的国际监测辅助生殖技术委员会的报告显示，全球范围内，接受辅助生殖技术治疗的人群比例相对稳定且保持增长趋势，各种技术的妊娠成功率和安全性也逐年提高。

常规的或称为传统的辅助生殖技术是指体外受精-胚胎移植，该技术主要是针对女性因素所致不孕症，但对于曾经尝试常规受精但精卵未能自然结合，或因男性精子密度过低、活力较差等，可以借助卵母细胞质内单精子注射技术。该技术于

1992年在比利时首次获得成功应用后，迅速普及和发展，成为治疗男性因素不育的最主要手段。

在不孕不育患者中，部分夫妇不是表现为受孕困难，而是反复发生自然流产或生育有畸形的胎儿。这可能与夫妇中一方或双方存在遗传异常有关。遗传性疾病是人类面临的严峻挑战，目前已发现的人类遗传疾病共有6000余种，绝大部分的遗传性疾病仍缺乏有效的治疗方法。我国患有先天性缺陷的人口高达几千万，每年还有20多万遗传缺陷人口出生。因此，防止遗传性疾病患儿的出生，减少遗传性疾病致病基因出现的频率，提高人口素质是非常必要的。目前主要通过产前筛查和产前诊断技术，对有染色体或基因异常的胎儿给予选择性流产。选择性流产虽然可以减少异常胎儿的出生，但也会给胎儿父母，尤其是母亲，带来身体和精神的双重创伤。对于辅助生殖助孕的夫妇，还会带来沉重的经济负担。

避免出现遗传性疾病的最佳方法是在胚胎植入子宫前进行遗传性疾病的检测，即胚胎植入前遗传学诊断。目前选择用于移植的胚胎主要根据胚胎的形态学评分，有些胚胎特别是来自有遗传问题夫妇的胚胎，虽然形态学评分可以用于移植，但这些胚胎很有可能携带父母的遗传缺陷。胚胎植入前遗传学诊断技术，不仅可以避免遗传性疾病的传递，还可以帮助因有遗传问题而不能生育的夫妇生育健康的婴儿。自 1991 年英国学者开始将胚胎植入前遗传学诊断技术用于临床，该技术迅速发展，现已成为阻断遗传性疾病传递、实现优生优育的重要手段。

四、辅助生殖技术的家庭社会效应

不孕不育虽不是致命性疾病，但对于患者来说是一种压力性事件。不孕不育本身及辅助生育治疗会给患者及家属造成极大的生理和心理压力，也会对夫妻双方及其婚姻、家庭、社会关系造成负面影响。

夫妻双方对婚姻生活的满意度下降，出现情感障碍，性生活不协调，害怕参与社会生活，觉得同事朋友聚在一起谈话就可能是在议论自己不能生育，无法和有孩子的家庭共同参加活动等。

除了夫妻关系紧张，公公婆婆也会对儿媳妇不满意，家庭矛盾加剧，劝导离婚，更有甚者对女性实施家庭暴力。2018 年 7 月，21 岁山东德州女孩方某洋因为婚后一直未能生育，被丈夫和公公婆婆虐待，采取肉体上和精神上的摧残手段，致使被害人营养不良，且受到多次钝性外力创伤，最后被害人因全身大面积软组织挫伤死亡，情节非常恶劣。

辅助生殖技术是不孕不育夫妇的首选，其直接效应就是实现妊娠产子的愿望。在此基础上，由不孕不育引发的感情破裂、婚外恋、离异、家暴等家庭乃至社会问题也可以部分得到缓解。但辅助生殖技术并不是万能的，它的成功率大约只有 40%，女方年龄越大，成功率越低。虽然现在医学技术在进步，但仍然还有很大一部分的不孕夫妇无法受孕。

五、特殊人群对辅助生殖技术的需求

除了育龄夫妇以外，还有一些特殊人群对辅助生殖技术也有强烈需求，比如尚未结婚的单身大龄女性。

众所周知，男性和女性在生育能力方面有很大的不同，正常男性几乎终身具有生育能力，而女性一旦绝经就会丧失生育力。正因如此，年龄是女性生育力不可跨越的鸿沟。现在许多大龄女性对生育的焦虑，使得“冷冻”生育期、预留“后悔药”逐渐进入大众视野。拥有一定条件和资源的女性纷纷选择去美国冷冻卵子，为未来生育做准备。

目前在中国，未婚的单身女性是不可以冻卵的。2018 年底，30 岁的徐某枣前往首都医科大学附属北京妇产医院咨询冻卵事宜。医生确认她的身体状况符合冻卵要求，但由于原卫生部于2003年颁布的《人类辅助生殖技术规范》，医院拒绝为她提供冻卵服务。之后，徐某枣以侵犯生育权为由，将医院告上法庭。2020年，国家卫生健康委就此事答复，禁止单身女性冻卵。徐某枣是众多目前虽处于非婚姻状态，但对未来生育有强烈需求的大龄单身女性的缩影。她们对生育权利的诉求与我国的法制现状存在矛盾。

中国的医疗机构只有在两种情况下可以为女性冻卵：其一，符合生育政策的夫妇在进行辅助生殖技术的过程中，由于意外原因，丈夫无法在女方取卵当天提供精子，该女性可以进行冻卵，等待下次取精。其二，处于生育年龄的女性，由于其他疾病需进行化疗或放疗等对卵巢有损伤的治疗，其仍具有生育愿望时，可以冻卵以保存其生育能力。我国女性在国内进行的合法冻卵，均属于在辅助生殖技术中发生的冻卵以及应对医源性卵巢损伤的冻卵。

对于国内尚未开放单身女性冷冻卵子，可能原因来源于多个方面：

第一，取卵之前需要促排卵，少部分女性对促排卵药物可能产生过度反应，导致卵巢过度刺激综合征（发生率约为5%~10%）。在阴道超声引导下的穿刺取卵术非常安全，但这仍然是对人体有创的侵入性操作，有可能导致一系列的并发症，比如阴道出血、盆腔感染、盆腔脏器损伤、卵巢扭转等。

第二，冷冻后再次复苏的卵子质量与冷冻时女性年龄及冷冻复苏的间隔时间密切相关。年轻女性冷冻卵子，冷冻与复苏间隔时间短，复苏后的卵子质量更好。许多女性已经达到医学标准的高龄后才开始为生育焦虑，进而把冻卵作为“人生后悔药”。而高龄女性的卵子本身已经质量下降，再经过冷冻复苏的处理，复苏后的卵子质量并不能和新鲜卵子的质量相比，冷冻卵子的有效性还有待明确。

第三，开放冻卵可能会引发更多的问题，比如刺激代孕的兴起。目前在代孕合法的一些国家，尤其是第三世界国家，代孕产生的问题就很多。印度原来允许商业代孕，但 2016 年后也立法明确禁止商业代孕和跨境代孕，现在仅允许已婚夫妻在近亲中寻找育龄女性代孕。乌克兰的医院里有大量出生的新生儿没有人来认领，这些孩子的未来怎么办？因此，中国在冻卵问题上，平衡利弊后仍持慎重态度。

冻卵技术为未婚女性保留生育功能增加了一种可能。其背后的伦理问题、相关的法律制度及规范化的管理仍有待完善。也许在未来的中国，单身女性可以通过冻卵来保留自己的生育能力。

辅助生殖技术的前世今生

辅助生殖技术（assisted reproductive technology，ART）指对配子、胚胎或基因物质体内外操作而获得新生命的技术。广义的 ART 包括人工授精（artificial insemination，AI）、体外受精－胚胎移植（In Vitro Fertilization-Embryo Transfer，IVF-ET）及其衍生技术。

1959 年，华裔生物学家张明觉成功使家兔体外受精，并把受精卵移植到家兔的输卵管内，最后生出正常的幼兔。为人类 IVF-ET 的成功奠定了极为重要的基础。

体外受精－胚胎移植

体外受精－胚胎移植（IVF-ET）是指在自然周期或者促排卵周期中将卵子从成熟卵泡内取出，在体外使它受精形成胚胎，再将胚胎移植至子宫腔内继续发育的技术。

人工授精

1785 年，英国人约翰·亨特（John Hunter）将一位尿道下裂患者的精液注入其妻子的阴道内，成功地解决了他们的生育问题。

20 世纪 40 年代我国有了 AI 技术，病例较少。

英国生物学家罗伯特·爱德华兹（Robert Edwards）和妇产科大夫斯特普托（Steptoe）共同合作，从20世纪60年代开始研究人体外受精和培养。1977年，他们在自然月经周期中获得了成熟卵子并成功地把体外受精的胚胎移植回因为输卵管堵塞不孕的莱斯莉子宫内，并继续正常发育至足月，终于在1978年7月25日世界上第一例通过IVF-ET技术孕育的婴儿路易斯·布朗（Louise Brown）在英国诞生。她的诞生被认为是继心脏移植成功后20世纪医学发展的又一伟大奇迹，是人类生殖医学史上一个永载史册的伟大里程碑，标志着一个新时代的开始，爱德华兹也因此获得了2010年度诺贝尔生理学或医学奖。

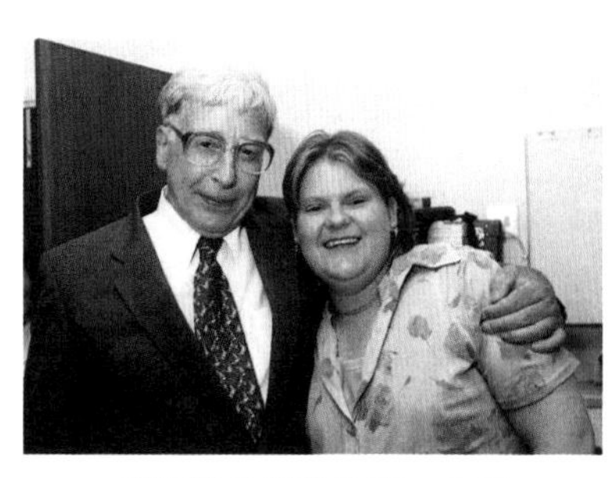

爱德华兹和路易斯·布朗

1980年6月，第一例试管婴儿诞生。

1978年7月25日世界上第一例通过IVF-ET技术孕育的婴儿在英国诞生，是人类生殖医学史上一个永载史册的伟大里程碑，标志着一个新时代的开始。

1981年12月美国第一例试管婴儿诞生，全球发达国家和部分发展中国家都建立了IVF中心。

1988年3月，中国内地首例试管婴儿在北京大学第三医院诞生，3个月后，首例赠胚试管婴儿在中南大学湘雅医学院诞生。

人工授精（AI）是指用人工而非性交的方法将精子置入女性生殖道内，使精子和卵子在体内受精、妊娠的方法。AI已有200多年的历史，是最早应用的助孕技术。目前应用较多的是宫腔内人工授精，其操作简单，创伤小，费用低，并发症少，已广泛应用于不孕不育症的治疗。

1981年，国内首个精子库在中南大学湘雅医院创立。

1983年，国内首个冷冻精液授精婴儿诞生。

国际辅助生育技术监控委员会2018年发布的报告显示，全球已有超过800万的“试管婴儿”，每年出生的婴儿数超过50万。我国的辅助生殖技术在近30年快速发展，目前已经成为技术实施量最大、水平最先进的国家之一，治疗成功率与美国、欧洲等发达国家和地区相当，并且在部分研究领域已处于国际领先地位。截至2020年12月31日，我国经批准开展人类辅助生殖技术的医疗机构共536家；累计应用辅助生殖技术诞生婴儿超过150万。针对其中涉及的医学伦理和道德问题，相关部门也制定了全国性的法规。

这里所说的“代”并非像手机更新换代一样越来越高级，而是根据不同的不孕原因，选择不同方式，一定听医生建议！

技术	实施过程
第一代试管婴儿 IVF-ET 常规体外受精技术	将从夫妻身体里取出的卵子和精子放在同一个培养基中，让他们自由结合，即“常规受精”
第二代试管婴儿 ICSI 卵胞质内单精子注射技术	当精子的活力不大行，不能跟卵子自由结合或者卵子被“铜墙铁壁”包围，精子进不来的时候，就需要医生把精子送到卵子里面去帮助它们结合
第三代试管婴儿 PGT 植入前遗传学检测技术	不是精卵结合的问题，而是帮助染色体有问题的夫妇或者曾经生育过染色体异常宝宝的夫妇再生育一个健康的孩子

案例一 涵涵出生时就被诊断患有重型地中海贫血，需要长期输血治疗，而骨髓移植是唯一可以让她摆脱终身输血的根治性方法；幸运的是，9 岁的她终于等到了配型一致的供体，但是骨髓移植前的化疗有 90% 的可能性会导致她的卵巢功能衰竭，成年后无法怀孕。虽然她现在还没有生育的问题，将来怎么办？还能生孩子吗？辅助生育技术又能帮她做些什么呢？

涵涵并不是一个特例，近年，肿瘤的发病率逐年上升，发病人群趋于年轻化，治疗手段的进步明显降低了病死率、延长了生存期，肿瘤治疗后的生活质量和生育问题越来越受到关注和重视。手术本身的创伤和刺激以及术后的放疗、化疗都会严重影响卵巢功能，导致生育力下降甚至不孕。那么，能否在对生育力造成损害的情况发生之前，把生育力先存起来呢？生育力保存是指对存在不孕风险的成人或儿童用手术、药物或辅助生殖技术等手段，通过卵母细胞冷冻、卵巢冷冻及胚胎冷冻等方式，保护保存女性生殖内分泌和生育后代能力。

哪些人适合进行生育力保存呢？所有可能对卵巢功能造成损伤的手术和治疗前均可以考虑进行生育力保存，比如年轻女性常见的白血病、淋巴瘤和乳腺癌等恶性肿瘤和骨髓移植前的放化疗时，放化疗在杀死肿瘤细胞的同时，对正常卵细胞也有非常大的杀伤作用，可直接引起卵细胞变性坏死、卵巢功能严重受损甚至衰竭；其次，卵巢及其周围器官的手术，手术损伤了供应卵巢的血管，卵巢缺血坏死、功能减退，同时术中手术器械的热损伤，还会直接引起卵细胞的变性坏死，进而引起生育力下降；还有一些有卵巢早衰家族史的女性、接受影响卵巢功能的免疫治疗的女性等，都是生育力保存的适应人群。

案例二 李女士的父亲是一名血友病患者，10 年前离开了她；4 年前，李女士生育了一个儿子。不幸的是，这个男孩也是一名血友病患者，由于反复严重的关节腔内出血，别说像普通男孩儿一样欢蹦乱跳，就连正常走路都困难，而且需要不断地输血治疗，全家都非常痛苦，辅助生殖技术能帮李女士生一个健康的孩子吗？

拥有健康的宝宝是每对父母的心愿，由出生缺陷导致的新生儿死亡已跃居婴儿死亡病因之首，我国出生缺陷的发生率在 5.6% 左右，每年有接近 100 万的出生缺陷儿出生，遗传物质异常导致的出生缺陷是重要原因之一。人类的每一个体细胞都含有两套遗传物质，一套来自妈妈，一套来自爸爸，每一套都有 23 条染色体、30 亿个碱基，碱基共有 A、T、G、C 四种类型，每个细胞中的 60 亿个碱基遵从特定的规律排列、组合，从而形成了与众不同的我们。染色体数量的异常会导致染色体病，比如 21 号染色体多了一条变成 3 条，会引起“唐氏综合征”；60 亿个碱基中任意一个发生改变，不管是多一个、少一个或者变成了别的碱基，都可能会因为改变了所编码的遗传物质，导致机体不能正常运转从而发生遗传疾病。大多数遗传疾病通常很难治愈，避免遗传病患儿的出生是目前降低遗传疾病发生率的最有效途径。常规的产前诊断需要在孕 12 周左右进行绒毛穿刺或者在孕中期 18 周左右进行羊水穿刺和遗传物质分析，一旦确诊遗传疾病，如果选择终止妊娠，会给孕妇个人及家庭都带来巨大痛苦。基于此，植入前胚胎遗传学检测技术应运而生。植入前遗传学检测（PGT），也就是俗称的“三代试管婴儿”，是在胚胎移植前，对胚胎或卵母细胞的极体进行活检，通过分析其遗传物质，推测判断胚胎或卵母细胞的染色体或基因状态，选择正常的胚胎进行移植的技术。

什么情况下适合选择“三代试管婴儿”呢？第一类是容

易出现染色体或基因异常患儿的夫妇。比如夫妻双方或任一方存在单个基因突变所致的疾病，包括先天性耳聋、地中海贫血、血友病、肌营养不良、脊髓性肌萎缩、苯丙酮尿症等单基因病，目前已知的单基因病有 6000 ~ 7000 种，其中明确致病基因的有 4000 余种，这些遗传病严重影响后代的寿命和生活质量；还有夫妻双方或任一方存在染色体结构重排如相互易位、罗氏易位、倒位等情况时，也会导致产生正常胚胎的概率大幅度下降，胚胎可能在发育早期就停止了生长，女方不得不承受多次清宫手术的痛苦甚至不孕；以上这些都可以通过 PGT 技术对胚胎进行提前筛选，避免患儿的出生。第二类是曾经生育过需要进行骨髓移植治疗的严重血液系统疾病患儿的夫妇，常常因无法寻找到人类白细胞抗原（human leukocyte antigen，HLA）配型相同的供体而痛失爱子，PGT 技术可以帮助这样的夫妇选择生育一个和先前患儿 HLA 配型相同的宝宝，通过从新生儿脐带血中采集造血干细胞进行移植，救治患病同胞。2012 年我国首例 HLA 配型选择婴儿在广州出生，她的脐血干细胞用于治疗饱受 β－地中海贫血折磨的姐姐。第三类是针对可能出现染色体异常患儿的高危人群，比如女方年龄大（大于 38 岁）、不明原因的反复自然流产、反复试管失败等情况时，可以通过 PGT 技术对胚胎进行非整倍体筛查，选择整倍体的胚胎进行移植以提高妊娠率。

接下来，我们一起了解一下辅助生殖的新技术。

一、线粒体置换术——MRT

2016 年 9 月 27 日英国《卫报》报道，世界首例拥有一父两母的“三亲试管婴儿”在墨西哥顺利诞生。这位试管宝宝除了拥有来自爸爸精子细胞核的 DNA 和来自妈妈卵子细胞核的 DNA 之外，还有来自第三位女性卵子细胞核外的线粒体的 DNA，这项技术称为线粒体置换术（mitochondrial replacement therapy，MRT），又称卵母细胞胞质移植技术，将健康捐赠者卵母细胞的细胞质移植到某些缺陷的卵母细胞中，补充或替换受体卵母细胞质，可以有效避免线粒体 DNA 异常所致的线粒体遗传病。线粒体是人体的“能量工厂”，为细胞的正常有序工作提供所需的能量；除此之外，线粒体还拥有自己独特的遗传物质，主要负责蛋白质的组装和调控氧化磷酸化过程，一旦卵子的线粒体发生了异常或者老化等功能异常，不仅会影响胚胎的发育还可能导致子代出现线粒体病。目前针对线粒体病尚无有效的治疗方法，仅能通过对症支持、饮食调节、药物辅助等手段维持病情，MRT 是阻断线粒体病的有效手段，对于因年龄大、线粒体数量和功能减弱导致的卵细胞质量下降的低生育力人群，MRT 也有提高妊娠率和活产率的效果。但是，由于担心从线粒体置换滑向“设计婴儿”、同时拥有两位女性遗传物质所引发的婴儿归属权、抚养权、继承权等法律和社会伦理方面的争议，目前世界上绝大多数国家包括我国都禁止将此项技术应用于临床。

二、卵胞质内单精子注射

1988 年，戈登（Gordon）和塔兰斯基（Talansky）在卵子透明带上打孔使精子进入卵膜授精，后来科恩（Cohen）在显微镜下采用部分透明带切除技术解决有些患者精子无法授精的问题，但形成的受精卵数目有限。此后出现了透明带下授精术，即将单个或多个精子直接注射到透明带下卵细胞外的周围间隙使之受精。1992 年比利时自由大学的巴勒莫（Palermo）在进行透明带下授精术时不小心把一个精子注入了卵浆内，后来卵子受精了，并且正常卵裂。他们由此得到了启发，建立了卵胞质内单精子注射（intracytoplasmic sperm injection，ICSI）技术。

ICSI 技术是借助显微操作系统将单个精子注入卵母细胞质

中，从而达到授精的目的。该技术的建立是 ART 领域又一重大进展，特别是对男性不育的治疗更具有重要的意义。ICSI 主要用于治疗严重男性不育症，适用于 IVF 难以治疗的重度 / 极重度少弱畸精症、逆行射精症、梗阻性无精子症以及 IVF 受精失败的患者。1992 年，世界上首例应用 ICSI 技术成功妊娠并分娩的婴儿在比利时诞生。1996 年 10 月 3 日，我国首例 ICSI 试管婴儿在广州中山大学附属第一医院生殖医学中心诞生。ICSI 技术的应用拓展了男性不育治疗的范围，使以往认为绝对性不育的男性患者有了生育自己子代的可能。

三、植入前遗传学检测

植入前遗传学检测是指在进行胚胎移植前，对胚胎或卵母细胞的极体进行活检，通过分析其遗传物质，推测判断胚胎或卵母细胞的染色体或基因状态，选择正常的胚胎进行移植，涵盖了以往的植入前遗传学诊断（preimplantation genetic diagnosis，PGD）和植入前遗传学筛查（preimplantation genetic screening，PGS）。该技术的应用对于阻断遗传性疾病的传递、提高出生人口质量具有重要意义。

1990 年，世界上首例 PGD 由 Handyside 团队完成，其治疗对象为携带 X 染色体连锁隐性遗传病的夫妇。通过扩增 Y 染色体特异性重复序列对胚胎上分离的单细胞进行性别鉴定，挑选女性胚胎进行移植，最终成功分娩健康双胎女婴。2000 年 4 月，我国第一例通过 PGD 技术的健康试管婴儿在中山大学附属第一医院妊娠分娩。

与传统的辅助生殖技术不同，PGT 排除了由染色体数目或结构异常等所致的胚胎发育不良，实现了对遗传性出生缺陷的孕前阻断，有助于提高妊娠率，且不增加子代总体健康风险，已越来越被辅助生殖医学专家认可及不孕症患者接受。

四、胚胎、配子及卵巢组织冻融技术

随着冻融技术的发展，长期保存生殖细胞、胚胎和生殖组织成为可能。1984 年首次报道人类冻融胚胎婴儿的出生。我国首例冻存胚胎试管婴儿于 1995 年在北京大学第三医院诞生。2004 年意大利诞生了世界首例“三冻”（冻卵、冻精、冻胚胎）试管婴儿，2006 年我国首例“三冻”试管婴儿在北京大学第三医院诞生。

胚胎冷冻技术已成为 ART 的常规技术之一，将剩余胚胎冷冻可提高每个取卵周期的累计妊娠率，避免胚胎浪费和再次超促排卵。另外，对卵巢过度刺激高风险的患者实施全胚冷冻可避免发生严重的卵巢过度刺激综合征。

配子冷冻技术包括精子和卵子冷冻。精子冷冻早在1953年即开始成功应用于人工授精，精子冷冻术不仅使精子库的建立成为可能，还能为年轻的男性恶性肿瘤患者保存自己的生育能力。与精子、胚胎冷冻技术相比，卵母细胞冻存技术进展较缓慢。虽然卵子冻融存活率可达80%，但受精后的胚胎着床率与妊娠率低。

恶性肿瘤诊治技术的发展使年轻女性肿瘤患者的长期生存率得到明显改善，但大剂量联合化疗和放疗对卵巢的损伤是不可逆的，甚至会使她们完全失去生育能力。如何保留这些年轻女性恶性肿瘤患者的生育能力是生殖医学领域面临的新课题，而卵巢组织冷冻也成为近年来生殖医学工程的研究热点。

五、未成熟卵母细胞体外成熟技术

未成熟卵母细胞体外成熟技术（in vitro maturation，IVM）是指在不经过超促排卵或应用少量促性腺激素后从卵巢中获取未成熟的卵母细胞，在体外适宜的条件下进行培养，使卵母细胞成熟并具备受精能力。1991年，世界第一例

IVM妊娠并分娩的婴儿出生。1994年，艾伦·特朗森（Alan Trounson）用非刺激周期为多囊卵巢综合征妇女获得不成熟卵子IVM并成功获得妊娠。自第一例IVM成功以来，IVM技术在实验室和临床方面都取得了较大的进展。作为一种新兴的辅助生殖技术，IVM可应用于多囊卵巢综合征等疾病的助孕过程中，并能够获得较高的临床妊娠率。同时，IVM也为卵巢组织冷冻保存后卵母细胞成熟问题以及未成熟卵母细胞冷冻保存后的应用问题提供了解决方案。

六、卵细胞质置换技术

卵细胞质置换技术是通过显微技术方法将年轻健康女性的卵子内细胞质移植到活力较差的卵子内，以改善卵子质量，提高试管婴儿成功率。1998年科恩（Cohen）通过该技术成功获得第一例试管婴儿。我国第一例该技术试管婴儿于2004年在武汉大学人民医院诞生。卵细胞质置换技术主要用于年龄较大、卵巢功能衰退的女性，以及线粒体遗传病等患者。但由于供卵者卵细胞质中线粒体DNA会被带入受体卵细胞，涉及伦理和法律等问题，目前我国和世界上大多数国家尚未允许该技术的临床应用。

未来的辅助生殖技术

随着信息技术的飞速发展，大数据时代已悄然来临，人工智能也迎来了前所未有的大发展时代。利用大数据使医疗精准化，为辅助生殖技术的未来发展提供了更好的条件。

一、辅助生殖实验室的智能化

在体外受精与胚胎移植（IVF-ET）的治疗过程中，胚胎实验室是其中极为重要的部分，对治疗结局有重要影响。严格的实验室质量控制与质量保障系统将为胚胎的生长发育提供相对稳定的场所。因此，建立实验室智能化管理系统和 IVF 自动化系统非常重要。

1. 可以有效监测培养环境，确保胚胎培养的安全性

如胚胎实验室的培养环境（温湿度、尘埃粒子、挥发性有机化合物以及光照等），培养箱内温度、二氧化碳浓度和氧

气浓度，工作站的温度，盛放试剂的冰箱温度，液氮罐液面高度、气体钢瓶压力，停电、烟雾等都需要进行全天候动态监测。而这些如果仅仅依靠人工监测，容易出现纰漏，影响 IVF 的正常运行。因此，在胚胎实验室安装监控系统，通过各种监控盒，采用有线或无线连接，对环境、设备的数据进行监控；加装传感器或使用现有数据接口，监测温度、湿度、二氧化碳的变化情况，并将数据及数据分析结果实时反馈到主控屏上，方便实验室管理人员掌握整体运行情况。此外，实验室监控系统在状态异常时及时报警，减少可能存在的安全隐患。

2. 可以快速准确识别患者身份信息，避免出错

通过指纹识别或人脸识别实现快速准确的身份认证，可防止非法代孕或出错。同时通过射频自动识别技术（RFID）自动识别，可实时跟踪，以防人为错误，如可以提醒精子和卵母细胞是否匹配，避免出错。也可以及时报警某一步操作超时等，确保 IVF 技术的标准化。

二、辅助生殖技术的自动化

胚胎实验室的一些烦琐的操作及部分重复性劳动逐渐被自

动化设备替代。如目前已经上市的全自动胚胎冷冻存储系统，可以实现对胚胎样本存储温度及设备运行状态有效的监控和预警，还满足了用户对样本存取的精准定位复核和快速整理的需求。正在研发的自动化配液仪，现阶段已经完成了设计及样机的制作，正在进行试用。现在结果表明自动化制作的培养皿中液体的体积、渗透压改变以及培养结局与人工配置无差异，有望可以大幅度降低烦琐复杂的人工配液流程，并且提高液滴的标准化水平。在将来，随着技术的发展，单精子卵母细胞内注射机器人和胚胎冷冻机器人也可能问世，减少人工操作误差，达到操作标准化，自动化程度会越来越高。

三、辅助生殖技术的信息化

1. 采用电子病历，实现无纸化办公

建立每个患者系统性的全流程电子档案、病历全程质量控制，患者各项检查、化验之间自动化连通，标准化参数设置，通过信息化平台，优化周期流程，建立自动拨号系统，方便跟踪随访，保证拨号准确性。临床医生可以通过电子病历全面获取患者的相关信息，便于综合评估并制定个体化诊疗方案。实验室胚胎学家也可以获取患者基本信息，并对取

卵至胚胎冷冻结束的所有操作进行记录。

2. 数据统计的有效性

通过对数据的挖掘、积累、整合和共享，实现生殖中心数据的有效统计。数据库以 IVF 治疗中的基本信息为基础，可对所有临床和实验室的数据进行分析，及时发现技术实施过程中的问题和偏差，进行改进和修正，行使质量管理的功能。此外，可对照标准自动分析差异，发现并分析波动值和异常值，建立异常值的解决策略和处理机制。

四、辅助生殖技术的人工智能化

人工智能是研究并开发用于模拟、延伸和扩展人的智能的方法，近年来随着信息化、大数据、计算方法的快速发展，人工智能变得越来越精确，在生殖医学领域中也得到了不断的发展。在临床上，临床医生可以通过人工智能对患者的信息进行综合分析，精确地预知患者的生育能力，指导采用最优的治疗方案帮助患者解决生育问题。众所周知，高质量的胚胎移植是获得活产的关键，而如何筛选胚胎非常重要。目前胚胎的筛选主要借助于形态学评价。虽然 Time-lapse 技术对胚胎动态变化过程进行客观记录，但还是需要人工干预。

近年来的研究发现将 Time-lapse 技术与人工智能技术的优势有效结合，可在很大程度上避免胚胎学家因主观因素影响对胚胎评价，从而更加客观地选择出更具有发展潜能的优质胚胎；甚至可通过特定的算法，来预测胚胎的整倍性。这或许最终能够达到智能辨别胚胎图像，智能分选最优胚胎的目的。

人工智能技术的发展应遵循发现现象—理论解释—临床探索—临床论证的程序逐步完善，如首先应完成卵裂球胚胎的图像识别，再完善胚胎质量及活力评估的步骤并得到相应的基础研究证实，最终和临床大数据结合，完成人工智能分析系统的设计。

五、辅助生殖技术的精准性

辅助生殖技术的目的是获得一个健康的宝宝，因此对于一些特殊的患者需要进行植入前胚胎遗传学筛查（PGT），即在卵母细胞受精后第 3 天的卵裂胚取 1 ～ 2 个卵裂球或第 5/6 天的囊胚取部分滋养层细胞，进行分子遗传学检测，检出带致病基因和异常核型的胚胎，将正常基因和正常核型的胚胎移植，从而得到健康后代，降低出生缺陷。PGT 分为 PGT-A、

PGT-SR 和 PGT-M 三种。PGT-A 即胚胎染色体非整倍体筛查技术，通过 PGT-A 可以检测胚胎染色体是否存在非整倍体现象，目的在于提高胚胎活产率，降低不良妊娠率。当前随着高通量基因测序技术水平的不断提高，越来越多的染色体嵌合的胚胎通过 PGT 被发现，这些胚胎的发育潜能以及其临床结局的安全性也受到大家的广泛关注。PGT-SR，即胚胎染色体平衡易位筛查技术，可以检测胚胎是否存在倒位、平衡易位和罗氏易位等染色体结构异常问题，目的是阻断染色体结构异常的遗传。PGT-M 即胚胎单基因遗传疾病诊断技术，能检测胚胎是否携带某些可导致基因疾病的突变基因，目的在于靶向阻断单基因遗传疾病，将人类单基因遗传性疾病等阻断在配子或胚胎时期，并在此基础上探索多基因遗传性疾病的发病机制，以及阻断在配子或者胚胎时期的可行性，也可能是辅助生殖技术发展的另一个方向。

六、辅助生殖技术的多学科合作

生殖医学与其他科学技术相结合可能是未来发展的方向，如前面提到的人工智能技术和时差成像（time-lapse）系统结合。近年来，由于生物材料等领域的发展，还涌现出一系列有可能在未来用于满足更多不孕不育患者需求的新技术，如人造子宫技术、人造卵巢技术和干细胞治疗等。

总之，辅助生殖技术较以前已经有了长足的进步，随着日新月异的技术发展，人类辅助生殖技术的未来存在无限的可能。

第三章

妊娠期管理为生育力护航

温柔分娩，说说非药物分娩镇痛

提到生孩子，你可能马上会想到的就是撕心裂肺的大叫，大汗淋漓的用力，还有紧急状况下要打催产素、上产钳、拉去剖……这样紧张而危险的事情，还怎么温柔得起来呢？于是我们担心，我们害怕，却忘记了分娩的本质——那不是病痛，不是手术，而是一个自然的生理过程，就像累了就会睡着一样自然。

分娩是在身体神经内分泌调控下发生的一个自然的过程。临产时，母亲的身体天生就知道如何生下这个孩子，而孩子也知道如何去到母亲的体外。这些能力都是与生俱来的，可为什么我们不敢去相信？因为分娩曾被社会所偏见，在中西方文明里分娩都有被打上“不洁”的烙印，产妇曾被带去“妇女之所”与外界隔离进行分娩，丈夫不能进入妻子生产的房间留妻子独自面对，再加上不恰当的接生技术、不注重消毒的措施，让我们一度认为生孩子是“过鬼门关”。随着现代医疗技术的发展，分娩得到了保护但却被过度干预，要集中去医院生，要剃毛，要打催产针，要用止痛药，要躺着生，要剖宫产……于是我们就像去治病一样，把结果好坏交给了医生，把被动接受塞给了自己。而这些与生俱来的能力，也就在恐惧与被动中逐渐褪去。

随着女性社会意识、经济地位的提升，她们开始思考自己的分娩经历，开始要求属于自己的自然的分娩。芭芭拉·哈珀（Barbara Harper）——温柔分娩的倡导者就是其中一员。温柔分娩提倡将母亲与婴儿作为医疗护理的中心，尊重母婴与生俱来的分娩能力，以帮助女性温柔、积极、轻松地分娩。如何去尊重这种天生的能力？我们要允许分娩自然地发动，为分娩提供安静、柔和、无干扰的环境，持续地陪伴产妇，鼓励她对正常的生理过程保持耐心，允许母亲在分娩中变换姿势，并基于分娩生理提供必要的医疗护理干预。在这种理解与支持的环境下，女性能自信自由地发挥自己的分娩能力，让孩子温柔地、平静地、快乐地来到这个世界。在2018年世界卫生组织发布的《围产期保健促进积极分娩经历的建议》中，各项措施也无不传递着对女性温柔分娩的希望。

在这场温柔分娩的生育变革中，对于女性来说，首要的任务是消除分娩恐惧，缓解分娩疼痛，而恐惧与疼痛密不可分。疼痛是恐惧的主要原因，对于“生孩子最怕什么”这样的提问，大多数人脱口而出的答案就是“怕痛”。中医产科专书《达生编》中关于临产的六字真言就有“忍痛”二字。而恐惧又会加强疼痛，英国自然分娩倡议者格兰特利・迪克－里德（Grantly Dick-Read）所提出的“害怕－紧张－疼痛综合征”认为，对分娩的恐惧会通过兴奋交感神经系统影响宫缩，放大疼痛，这就跟越害怕打针，打的时候就会越痛是一样的道理。所以镇痛是女性分娩必须获得的支持服务，同时也是女性必须掌握的分娩技能。药物镇痛不能完全缓解疼痛且存在可能的副作用，所以由国际妇产科联合会、国际分娩教育协会等 11 个组织共同发起的《国际分娩倡议》明确建议首选非药物镇痛方法为健康的产妇缓解分娩疼痛，包括呼吸法、抚触、按摩、放松技巧、水中分娩等。

临床应用排名前三的方法分别是呼吸法、自由体位和按摩。

呼吸法是最常用的非药物镇痛方法，能有效地帮助产妇缓解疼痛，减少手术助产及其他医疗干预，降低会阴撕裂、产后出血、胎儿窘迫、新生儿窒息的发生风险。呼吸为什么能有这样神奇的效果？这不是简单的一呼一吸，而是有觉知的呼吸。宫缩来临时，产妇需要集中自己的注意力在呼吸上，这能转移对疼痛的注意力。我们都有这样的体验，越关注疼痛时痛得会越来劲。因为仅呼吸可能有时候并不能很好地帮我们专注起来，所以通常要配合其他的觉知，比如数呼吸的次数、用心感受呼吸运动给身体带来的感觉、呼吸时进行形象化的联想与想象。常用的呼吸方式是腹式呼吸，膈肌的收缩与舒张能调动副交感神经系统，让我们放松平静下来，这样就能让身体更自由地去释放内源性镇痛物质，帮助自己缓解疼痛。同时，当我们有意识地控制好呼吸的速度、深浅后，身体就能更好地获得氧气，输送给胎儿，减少缺氧的风险。最经典的呼吸法是拉玛泽呼吸法，它提倡宫缩时进行缓慢而深长的呼吸，没有任何方式、方法的限制，我们只需根据身体的感觉找到适合自己的呼吸节奏，但要在自我意识的控制下去呼吸。还有结合上意念的呼吸方法，催眠分娩中的“波浪呼吸”，吸气时想象腹部像一个彩色的气球被吹起，呼气时腹部凹陷想象气球放气飞走了。而正念分娩常用的“觉察呼吸”则是让产妇专注于呼吸的感觉，可以是腹部的起伏、鼻子中气流的进出或者是肋骨的运动等，并提供了注意力游走的应对方法——用一个呼吸将注意力温柔地带回来。

自由体位也颇受分娩女性的喜爱。只要妈妈和宝宝正常健康，产程中可以自由采取舒适的体位，走、站、卧、坐、趴、跪、蹲都可以，怎么舒服就怎么来，不用一直躺床上。行动自由不受限制，这能让女性分娩时获得更大的自主性和对自己身体的控制感，就能更好地发挥分娩本能，促进内源性镇痛物质的释放，帮助缓解疼痛。同时，走、站、坐、蹲都是纵向的体位，和胎儿的下降方向是一致的，可以提高宫缩的有效性，让宫口开得快，也能减少卧式体位下胎儿对腰骶部的压迫所引起的酸痛感。早在北宋时期，孕妇分娩就会采用坐姿，而中医妇产科典籍《十产论》中也描述了悬吊式立位屈膝分娩的方法。但后来受西方医学的影响，孕妇进入医院生孩子，被视作病患，卧床不得活动，给分娩的躯体带上了被动的枷锁。如今，大部分的妇产科医院都提倡并实行自由体位，分娩的过程又开始焕发生命的自由与活力。另外还研制了各种各样的助产工具，比如分娩球、悬吊巾、花生球、分娩凳、分娩椅等，让自由体位的实现变得更加方便舒适。

按摩则是一种“古老”的镇痛方法，自古以来我们就有通过按摩、推拿缓解肌肉酸痛的做法。按摩时，对肌肉筋膜或关节施加压力，可以起到镇痛和放松的效果。根据闸门控制学说（Gate Control Theory），触觉刺激能干扰大脑对疼痛的感知，这也是我们会在肚子痛的时候下意识地去揉肚子的原因。同时对肌肉筋膜的按压能促进“快乐激素”——5-羟色胺和多巴胺的释放，让我们更好地放松、平静下来。除此之外，按摩一般是别人给我们按，这会让我们在生孩子时感受到更多的支持与温暖。缓解分娩疼痛，通常需要按摩的部位是头部、肩背部、腰骶部、臀部、上下肢以及产妇感觉不舒服的部位。如何去按摩？学习一套正规的系统的分娩按摩手法，如LK妊娠及分娩基础按摩程式，基本上就能掌握所需的按摩技能。而在给产妇按摩时，一定要以她为中心，根据她的感受调整方式、力道。同时，要配合上她的呼吸，通常吸气向上按摩，呼气向下按摩，最好还能结合意念的引导，比如向上按摩时暗示宫口正在打开，向下时暗示胎儿正在下降。如果没人帮忙按摩，也不用难过，自己带个按摩球，哪里不舒服就温柔地用球在那里滚动按摩，也能起到缓解的效果。

非药物分娩镇痛是一种丰富多元的分娩应对策略。除了传统的方法之外，现在还有更多的创新方法加入这个大家庭。音乐镇痛正在越来越多的产房开展，利用α波音乐，结合放松技术，为女性带来温馨而平静的分娩体验。催眠疗法、正念疗法，也逐渐开始应用到分娩陪伴之中，通过积极的暗示、想象的引导，帮助女性调动与生俱来的分娩能量，勇敢、从容、幸福地享受分娩之旅。非药物分娩镇痛方法的扩展，是女性对自然分娩过程不应被过度干预的清醒觉知，也是女性对分娩镇痛能有更多方法、选择和机会的期望。

生命孕育，是大自然赋予女性的与生俱来的能力。当被给予足够的支持和理解，这种能力足以安抚疼痛，平复恐惧，让女性温柔分娩，让生命温柔出生。

孕产妇的无痛舒适化口腔治疗

一、什么是无痛舒适化口腔治疗?

顾名思义，无痛口腔治疗，就是在治疗过程中，让患者基本上感觉不到疼痛。现代技术进步非常明显，在整个看牙过程，甚至包括打针的过程，患者基本上感觉不到疼痛。无痛看牙，这个多年的梦想，现在已经基本实现了。

那么什么又是舒适化口腔治疗呢?舒适化口腔治疗就是指通过行为管理、药物镇静等措施，让害怕看牙的患者不那么害怕，让不愿意配合看牙的患者能够配合，甚至有的时候可以让整个看牙过程非常舒适，从无痛到舒适采用的技术更多、更复杂，但是患者的体验也更好了。

在有条件的情况下，我们应该为所有的患者都提供无痛舒适化的口腔治疗，不过有一个群体是我们要优先保证的，那就是孕产妇这个群体，尤其是孕妇，这又是为什么呢?

这主要是为了孕妇看牙的安全，孕妇看牙是否安全，这是大家都关注的一个问题，很多孕妇自己不敢看牙，很多孕妇的亲戚也不想让孕妇看牙，甚至有的产科医护人员因为缺乏对口腔专业的了解，也对孕妇看牙存有顾虑，大家担心的是孕妇在看牙过程中是否会使用什么药物影响胎儿，还有是否会做什么检查影响胎儿。其实从这两个方面看，孕妇看牙是相当安全的。

二、孕妇看牙时安全吗？

1. 打麻药、拍 X 线片都是安全的

牙科治疗过程中很少使用全身的药物，偶尔使用止痛药物和抗生素也可以选择对孕妇来说比较安全的药物，使用较多的是局部麻醉的药物且剂量非常小，胎儿能够吸收到的是极其微量的。

口腔治疗采用的检查手段最常用的就是 X 射线检查，这种 X 射线检查有它的特点，一个是剂量非常小，比方说拍牙的根尖片，孕妇吸收的放射剂量仅相当于自然界内三天的放射剂量，而且对腹部的防护非常好，所以目前国际上出版的正式指南里面均说明，在口腔治疗过程中常规的局部麻醉和诊断性的放射线检查，对于孕妇来说是安全的。

2. 疼痛和紧张的刺激是有风险的

现实中大家有这样的体验，很多孕妇牙疼得非常厉害，可是却求治无门，口腔科的大夫总是说：孕妇看牙太危险，没有相关的经验，处理不了。这又是为什么呢?

这里我们就不得不谈谈一个在给孕妇进行口腔治疗过程中不得不解决的问题——疼痛的刺激。如果疼痛的刺激不解决，整个牙科治疗过程还是非常不舒适的，尤其是对于那些对看牙比较紧张的孕妇，比较容易流产或早产的孕妇，疼痛刺激的危害就比较大了。不单单是孕妇，即使是一般人群在看牙过程中的应激反应都是比较强烈的，为了保证孕妇看牙的安全，尤其是高危孕妇看牙的安全，我们必须要给孕妇实施无痛舒适化的口腔治疗。

3. 如何实现孕妇的无痛舒适化口腔治疗

- 充分的交流、沟通和评估

孕妇和医生应该进行充分的交流和沟通，孕妇要告诉大夫，自己为什么害怕看牙、最不能忍受的是什么刺激，以方便医生为孕妇制定特异的舒适化治疗方案。医生也要详细了解孕妇的既往口腔治疗经历和对刺激的耐受程度，评估治疗完成的可能性。

对孕妇的全身状况和治疗机构的技术水平的评估也很重要。口腔治疗一旦开始实施，如果无法完成，会对孕妇造成额外的伤害，因此治疗前的评估就显得特别重要。首先是对孕妇全身状况的评估，看看孕妇是否有早产或流产的高危因素，必要的时候可以咨询孕妇的产科医生；同时也应该对接诊的医疗机构的技术能力进行评估，是否有能力实施无痛舒适的一些常规技术，是否对容易出现流产或早产的一些状况有处理的能力，也就是说医患双方都要做到“心中有数”。

评估的时候做到了“心中有数”，治疗过程才能“游刃有余”，因为孕妇毕竟不同于一般人群，对于不确定性的承受力要小一些，所以我们要尽量做到让一切都顺顺利利的。

● 让看牙的过程不疼

要想做到看牙不疼，主要是通过打麻药来实现，所以孕妇一定要认识到看牙的时候实施局部麻醉是很安全的；不打局部麻醉，疼痛产生的刺激反倒是非常危险的。

如果打了麻药以后治疗过程就不疼了，那么这种情况处理起来相对来说比较容易，困难的是有些时候要想达到无痛的效果，对局麻的技术要求非常高，这个时候就需要选择更专业的医疗机构和技术水平更高的医生。

目前的口腔技术水平，绝大多数的情况下都可以通过局部麻醉完成口腔治疗的疼痛控制，就是说看牙的时候都不会疼了。但是孕妇群体有一个特殊性，如果孕妇牙疼的时候没有及时治疗，造成了比较大范围的感染，有的时候不得不在全麻下治疗，这个时候一定要及时的就医，否则再延误治疗，可能真的就会对胎儿造成巨大的影响了。

可能有的患者会说了：我认同打麻药的安全性了，可是打针太疼了，我还是接受不了。随着现在技术的发展，在口腔里打麻药的时候也可以做到基本不疼了，这就是我们近年来所提倡的口腔无痛局麻注射技术，采用的是特殊的设备，可以做到整个注射过程中基本上是无痛的，有一些技术比较高超的医生，可以做到完全无痛。

● 控制看牙时的焦虑

如何控制患者看牙时的恐惧和焦虑？对于一般人群，我们可以采用口服药物镇静、笑气镇静和静脉镇静等多种措施，效果都是非常好的。但是对于孕妇来说，考虑到对胎儿的影响，一般使用全身药物都是比较慎重的，所以我们还是以交流、沟通等行为管理为主，如果不得不辅助镇静措施，可以使用笑气进行镇静，笑气不通过血液代谢而直接从呼吸道排出，即刻起效，停止后即刻代谢掉了，对胎儿的影响比较小。

- 其他措施

还有一些其他的措施，也是对提高孕妇看牙舒适度非常重要的。例如，调整孕妇看牙时的体位，尤其是对孕晚期体重较大的孕妇，应该避免体位性低血压；多使用橡皮障，减少孕妇治疗过程中恶心的感觉，尤其是对孕吐反应比较重的孕妇；控制治疗时间，尽量减轻孕妇的不适感，尤其是对于有较高早产危险的孕妇。

4. 产妇看牙的一些建议

- 产妇看牙没有时间限制

生产后只要身体活动方便了，就可以看牙了，月子里不看牙是错误的理念。生产后生理和心理的改变都很大，这个时候反复的牙痛，会对产妇造成很大的影响，因此要及时的处理口腔问题。

- 看牙的一些常规措施对婴儿没有影响

看牙所要采取的 X 线检查和局部麻醉，都不会影响乳汁分泌的，对婴儿都没有影响，常规的牙科治疗材料也都不会对乳汁分泌造成影响，产妇看牙和一般人群看牙是一样的，只不过全身使用药物时要注意一点。

- 产妇的口腔卫生习惯是会影响到婴儿的

因为产妇和婴儿的密切接触，产妇的一些口腔卫生习惯是会影响到婴儿的，例如如果妈妈龋齿多，有牙周病，那么在未来也会影响到宝宝的口腔健康。因此，为了未来宝宝的口腔健康，产妇应该尽早处理口腔疾病，尽早地养成良好的口腔卫生习惯。

孕期情绪管理策略

怀孕是女性重要的人生阶段。在这个阶段，女性可能会经历孕吐、肿胀、疼痛等身体不适，可能会面对角色转变、家庭关系和婴幼儿养育等。女性在孕期出现情绪反应也是常见的现象，其中焦虑和抑郁是最常见的情绪反应。随着科技进步和医学的发展，医生除了治疗已病，也越来越强调预防未病，社会心理因素在疾病预防中越来越重要。怀孕不是生病，多学科合作促进孕产妇心身健康，不仅有利于孕妇健康，也为下一代人类健康夯实基础。在孕期健康管理中，我们强调情绪管理的重要性。

一、接纳情绪

七情六欲是人之常情。尽管我们不喜欢负面情绪，比如悲伤、愤怒、沮丧、痛苦、焦虑、紧张等，但我们又很难避免这些情绪。由于负面情绪会带来痛苦体验，因此我们常在经历痛苦时会回避或打岔，甚至不能识别情绪，帮助孕妇识别和表达情绪，有利于孕妇情绪稳定。例如，当孕期发现胎儿指标不如意，医生建议进一步检查时，我们观察到孕妇哭起来，进一步追问，我们可能会发现，孕妇担心胎儿健康，恐惧被家人责备或失望等，我们可以帮助孕妇标记和命名情绪，接纳和表达情绪，并将情绪正常化，比如“遇到类似情况，很多人都会感到焦虑”。

二、积极情绪

人类的智慧在于不在同一处跌倒两次，大脑常不由自主地记住痛苦或回避痛苦。有意识地记录、回忆和分享美好快乐的时刻，常能激活幸福感和满足感。例如我们可以用一个空的饼干盒子作为“储蓄罐”，将美好的记忆写在纸条上，然后将纸条折叠后储存在“储蓄罐”里。当我们心情不佳时，从“储蓄罐”里取出一张纸条，朗读和分享幸福的时刻，常能提升幸福感。

三、正念练习

怀孕是美妙的生活，享受孕期的每一天。正念练习是很好的情绪管理方法。正念是指有目的、有意识地关注、觉察当下的一切，对当下的一切不作判断、分析和反应，只是单纯地觉察它和注意它。例如，正念进食：全心地感受进食的整个过程，包括食物的颜色、质地、形状和触觉，嘴唇碰到食物感觉，每一次咀嚼时舌头、牙齿和口腔黏膜的感觉，食物进入食道、胃部等感觉（有条件的孕妇可以练习“葡萄干冥想”）。当我们掌握了正念练习，可以将正念练习时的觉察带到每天的生活中，包括行走、呼吸、冥想和分娩等。

四、感受自然

我们常常因繁忙的室内工作，很少有时间觉察和感知大自然的美好。人类生育也是大自然的美好馈赠。我们可以鼓励孕妇每天能抽出时间到户外走走，感受清风拂面，感受鲜花、泥土的气息，感受大树的绿意，感受白云的广袤……如果在公园里，可以找个地方坐坐，晒晒太阳。擅长画画的孕妇还可以将每天观察到的美好景物画下来。

五、音乐放松

动听的音乐常能带给我们愉悦的情绪体验。听音乐能有效地减轻孕期的压力和焦虑，同时音乐也可以通过增加胎儿心率和胎儿反应影响胎儿。我们鼓励孕妇和胎儿/婴儿一起听听儿歌、摇篮曲或古典音乐等，也可以唱给宝宝听。α 波音乐比较容易让人放松，我们可以选择听 α 波音乐作为生活背景，也可以静下来，躺着或坐着享受音乐。有音乐背景的孕妇，创作或练习音乐也是美好的体验。

六、呼吸放松

觉察呼吸练习可以帮助孕妇专注于当下的感知。可以有意识地去感受在呼吸过程中身体的感觉。例如，可以有意识地将注意力放在鼻端、胸腔或者腹部等呼吸感觉最明显的部位，持续的觉察几分钟，最长可以达到 30 分钟。可能在呼吸中也有一些芳香味道，可以体会周围环境中存在的自然芳香都有哪些。只是觉察，不带评价、判断和分析。

七、良好睡眠

研究显示，87% 的孕妇经历了睡眠障碍，有一半的孕妇女性的睡眠质量下降。良好的睡眠卫生行为能有效改善睡眠障碍。首先，不困不上床，尽量避免在床上做与睡眠无关的事情，不要躺在床上看电视、手机或书籍等。如果空间有限，可以在卧室内分区，比如居家办公的孕妇，可以划分出办公区，将所有与工作相关的材料、办公用品等都放在这个区域，离开这个区域就不处理办公相关事情；可以准备舒适的沙发，看电视、手机或书籍等可以使用这个沙发；建议有一些常用的睡前仪式，比如刷牙、换睡衣和静音模式等，然后安静地躺在床上。如果当天的事情比较多，可以准备一个笔记本，将事情写在本子上，然后画上句号，放到柜子里，告知自己明天再做。限制卧床时间，建议醒后离开床，即使白天可能困了，可以在床上午睡。最后，建议在床上睡眠，不要在沙发上打盹。

八、应对恐惧

焦虑和恐惧是人之常情。在孕期，面对不确定性，每次产检前容易出现焦虑、紧张和担心的情绪，甚至出现“白大褂高血压”。焦虑时容易出现血压升高、心率加快、出汗等，这是焦虑时常见的生理反应。大多数孕妇在家里放松时，自测血压和心率正常，可以不用担心。建议孕妇可以提前半小时候诊，安静地坐一会，通过呼吸放松、音乐放松或冥想练习等放松下来，测量血压时不要关注血压仪，转移注意力，专注于呼吸或者音乐等，可能会减少血压偏高的现象。分娩恐惧也是整个孕期常见的现象，孕晚期更加明显。孕妇在产前学习一些应对分娩的方法和技巧，帮助孕妇和相关人员做好分娩准备，减少分娩疼痛及恐惧。除了医院可能采用的药物镇痛方式外，还有很多帮助减轻分娩疼痛和恐惧的非药物方式，比如音乐、正念、放松技术等。

综上所述，孕期出现焦虑、抑郁情绪是常见的现象，接纳情绪和积极应对情绪，可以帮助孕妇稳定情绪。孕妇也可以通过正念、音乐、呼吸等放松练习改善情绪，形成良好的睡眠习惯，积极地应对分娩恐惧，可以帮助孕产妇快乐和顺利地分娩，享受怀孕的整个过程。

孕产妇的运动是必修课

小雅是门诊的孕妈，一胎顺产，平时喜欢运动，瑜伽、器械健身、马拉松等。38 岁时怀上二胎，孕 8 周时在老家出现阴道流血，尽管只有一次一点点，当地的妇幼保健院诊断先兆流产而住院保胎，除上卫生间，一直在病床上躺了 1 周。家里老人一直说：孕期就得养胎，生完孩子再锻炼。小雅发微信咨询我，“马大夫，孕期有必要运动吗？如果不运动消化不良还不长体重；如果运动，会不会导致流产？”

问题 1：孕期运动有必要吗？

现代社会，运动的重要性和益处众所周知，多年临床的观察和既有的研究发现，孕期安全适宜的运动，不仅减少不良妊娠结局的发生，还促进母婴健康。

不运动的危害：随着胎儿的发育和孕期体重的增长，孕妈长期卧床或静养不运动，会造成肌肉懈怠萎缩，心肺功能变差，还增加下肢深静脉血栓、便秘和妊娠期糖尿病的可能性；也会增加孕期腰酸背痛、耻骨疼的发生率等。

运动的好处：孕期安全合理的运动，能够减少孕期的健康风险，改善生活质量和妊娠结局。比如改善新陈代谢，控制血糖血压；增强身体心肺功能和肌肉力量，预防和减少孕期及产后疼痛，降低难产概率，促进顺利自然分娩；释放压力，减轻焦虑抑郁情绪，保持良好愉悦心理；有助于产后更快更好恢复；提高子代的学习能力等。

问题 2：小雅的情况到底能不能运动呢？

首先，我们评估一下有没有运动禁忌，我们通过下表分析，小雅可以运动。

孕期运动禁忌证

绝对禁忌证	相对禁忌证
妊娠合并严重心脏病	严重贫血
宫颈功能不全、宫颈环扎术后	未评估的母体心律失常
引起肺部僵硬或降低胸廓活动度的限制性肺病	未得到有效控制的 I 型糖尿病、高血压、甲亢和癫痫
曾多次早产或妊娠中晚期出血	慢性支气管炎
本次先兆流产	极度肥胖（BMI>32），极度低体重（BMI<12）

续表

绝对禁忌证	相对禁忌证
孕 26 周后胎盘前置，胎膜早破	胎儿宫内生长发育受限、双胞胎或者多胞胎
妊娠高血压，子痫前期	极度静坐少运动史，运动系统限制

问题 3：小雅孕期选择运动的原则是什么？

孕期运动也需要遵守“FITT”原则。“FITT”是 4 个英文单词的组合，分别指频率、强度、类型和时间。Frequency（频率）：孕妈妈一周内可以完成多少次运动。Intensity（强度）：衡量孕妈妈适合的运动强度。Type（类型）：孕妈妈该做什么样的运动。Time（时间）：孕妈妈每次应该运动多长时间。下表是运动处方制定原则。

孕期运动处方制定原则

运动处方（定量运动）		
运动类型	有氧运动	肌肉力量训练
运动方式	健步走等	上肢 + 中跨步
时间	45 分钟 / 次	一次 3 组，每组重复 8 ~ 12 次，每组间休息 3 ~ 5 分钟
频率	3 ~ 5 次 / 周	隔天一次
运动强度	中等强度：心率 110 ~ 140 次 / 分（孕妇主观疲劳感，微出汗）	

问题 4：小雅孕期具体可以选择什么方式的运动呢？

小雅是运动爱好者，可以选择延续以前的运动方式，瑜伽和健步走都可以，需要根据自己的体力在专业运动教练指导下使用器械，就不建议跑马拉松了。每个人都可以根据“FITT”原则，结合孕前运动习惯，制订适合自己的运动计划。可以适当参照下表的运动方式。

不同孕期建议的运动方式

备孕期	适合大肌肉群参与的有氧运动、盆底运动、抗阻运动
孕早期	温和舒适的运动，例如舒缓瑜伽和散步
孕中期	适当加大运动量，例如跳舞、游泳、孕期瑜伽、快步行、固定式脚踏车、孕妇操、盆底肌肉训练等
孕晚期	舒缓的状态，缓解腰酸常见的伸展动作，练习呼吸法为分娩做准备
产褥期	重点盆底肌肉训练，搭配一些有氧运动、抗阻运动

问题 5: 要做科技运动可利用什么？

1. 运动前先做一个热身，做个血压、心率或者血糖的测定。在锻炼期间应保持充足的营养和水分，避免低血糖。可以佩戴血糖监测设备。

2. 最好家人或朋友或教练陪同，增加安全保护，家人或朋友可以视频同时运动，增加社交需求。

3. 现在信息社会，可以选择线上课程运动，教程给定的运动量其实是一个参考值，可以缩短时间，灵活应对。

4. 可以通过佩戴监测心率的电子设备进行衡量。可以开展腾讯会议总结运动中遇到的问题。

5. 微信群内打卡运动，分享和运动的感受，起到朋辈教育的作用。

6. 有条件的话，可以参加孕妇学校进行运动体验式课堂，可以邀请准爸爸和家人一同参加，增加周围亲属的陪伴和心理支持。

问题 6：孕期不适合的运动有哪些？

运动方式应该按照每个人的运动能力和运动习惯，不能绝对，以下不适合的运动方式仅仅是一般性建议。有身体接触、快速移动等增加摔倒风险的运动，摔跤、搏击等；容易引起静脉回流减少和低血压的仰卧位运动，仰卧起坐等；屈伸、跳跃、爆发、竞技性运动，跳高、跳远、比赛跑步等；避免空气栓塞或激烈运动，骑马、体操、举重、排球、篮球、登山、潜水等。

问题 7：什么时候需要终止运动？

感到不适时马上停下来。例如，突发性的疼痛、胎膜破裂、呼吸困难、阴道出血、胸痛、血压升高、头晕、发热、乏力、小腿疼痛或水肿、肌肉无力影响平衡等，都需要停止运动，必要时马上就医。

附：协和孕妈妈体验的几种运动方式及具体操作

1. 孕期步行六步法

我孕前不喜欢运动，马教授推荐了步行六步法，特别适合我。这是协和医院运动医学研究员共同研发设计的，以增加走路的强度，缓解身体的不适。具体要领是：第一是迈开腿，自然走路；第二是要加大步幅；第三是增加上肢的摆臂；第四是配合呼吸，最好两步一吸两步一呼，深度呼吸；第五是增加上肢运动；第六，如孕妈以往有运动习惯和良好的身体基础，可手持哑铃，进行上肢负重运动。我到预产期的体重比孕前长了20斤，基本上实现期待的目标。也没有遭遇腹直肌和盆底肌的问题，让我可以专心地享受和宝宝亲密的时间。

——协和不爱运动的妊糖高龄孕妈

2. 尊巴之类的健身舞蹈

我是高龄孕妈，孕前喜欢跳舞，尊巴是南美的广场舞，运动幅度不大，音乐好听，可以让整个人都变得心情很好。我在孕中期最喜欢做的运动就是尊巴舞蹈，需要注意的是，很多蹦跳的动作不用真的跳起来，跟着踮几下脚就可以了，跟着音乐划划水就会很开心。每天跳30~50分钟的尊巴舞，出一层汗，收获一个不错的心情。我顺利自己分娩，惊喜的是自己没有长妊娠纹，产后恢复的情况也比较好，月子里就恢复了孕前体重。我可以穿美美的裙子了。

——协和高龄爱运动的孕妈

3. 孕产瑜伽

瑜伽是我经常练习的运动，作为44岁最高龄的宝妈，怀孕是个挑战，但是每次练瑜伽都会让我心情放松，身体也很舒适。比如，下犬就是半倒立的体式，会减轻对宫颈的压力，还有门栓式、磨盘式、猫伸展，就是跪立位或者坐位，可以达到锻炼核心肌群和拉伸的目的，也不会对腹部有压力；还要学会上肢和下肢的局部动作，增加肌肉力量和促进末梢的血液循环，避免水肿和血栓形成，也消耗能量，促进食欲。

——协和高龄孕妈

4. 多学科联合评估个体化运动

我双胎，孕前无运动习惯，孕期有宫缩，马教授和瑜伽教练、营养科、中医科、心理科大夫一起为我开了腾讯会议，商讨我的运动原则及问题的处理。最后，再问询家人的意见和倾向，获得肯定的答案之后，签署一个知情同意书。我采用舒缓瑜伽+凯格尔运动+步行六步法运动，在不断地练习之后，对情绪、呼吸、肌肉启动都有所觉察，也跟瑜伽老师和其他多学科老师沟通调整。之前没有练过瑜伽的准妈妈，还是建议到瑜伽馆去请专门的教练指导，否则动作不到位，也起不到锻炼作用，甚至会有一定的危险。在孕期还进行营养素检测，通过饮食日记发现膳食模式问题，去营养科和中医科规律随诊，改善了轻度贫血和不适。我足月顺利分娩。非常感谢协和对我的多学科管理。

——一位双胎、低体重、营养不良的孕妈妈

中医从“胎气”谈孕妇体质及“补品”选用原则

孕妈妈对腹中胎儿健康的关注胜过自己。在中医科门诊，经常遇到这样的情景，孕妈妈请医生望舌、把脉，沟通症状后关切地追问：“大夫，我的胎气怎么样？”那么，准妈妈和家人关注的胎气是什么呢？女性如何养护胎气、保证顺利生育呢？

一、什么是胎气

《黄帝内经》曰：“两神相搏，合而成形”，指夫妻双方精卵结合，形成生命的起源。胎气是指胎儿在母体内所受的精气。离开母体之后，婴儿生长发育的正常与否，亦与胎气禀受有关。胚胎逐渐成形，有赖于胎气滋养。中医养生保健的原则倡导“治未病”，主张“未雨绸缪”，保胎首重预防。当今母胎医学是涉及医学遗传学、影像医学、围产医学等的新兴学科，致力于维护母婴健康、预防孕产期疾病、减少出生缺陷、提高出生人口素质，这与中国传统中医学理念一致。

二、和胎气相关的中医脏腑

中医“五脏”中，“肾、肝、脾”三脏生理功能的正常发挥对养护胎气尤为重要。胎气源于肾气。肾藏精，为“先天之本”，喻为“藏精库”。肝藏血，“女子以肝为先天”，肝血充足，孕妇各器官能得到营养，称为“藏血库”。脾胃是“后天之本”，气血生化之源，可视为“营养库”。

肾精气充盛，精子和卵子才能发育良好，也是顾护胎气的基础。同时，肝藏血正常，女子冲脉和任脉气血调和，保证正常受孕；肝血如同为受精卵注入的能量，保障孕胎发育。脾胃像人体的饮食枢纽，将摄入的水谷转化为精微营养，再输送至全身，使女性月经血量充足，肌肉有力，为孕育胎儿和未来分娩打下良好基础。另外，肝主疏泄，犹如指挥官，负责疏通一身气机、调节情绪。肝疏泄功能就像为土壤松土施肥，能促进脾胃的消化功能，保证孕妇正常吸收消化饮食营养。

三、影响胎气的病因

影响孕妇脏腑功能和胎气的中医病因分为内因和外因。内因多与母体先天体质有关，外因多与起居、劳逸、饮食、情绪、药物等有关。女性自幼体质虚弱、长期患病，易形成虚弱体质，导致脏腑气血虚弱。到了妊娠阶段，易出现贫血、消瘦、营养不良等，胎气“薄弱”，有流产风险，新生儿易低体重。孕期若饮食不节，过食甜腻或过度饮酒及摄入寒凉，均会损伤脾胃，导致消化不良和营养失衡。“久卧伤气，久坐伤肉”，孕妇若过度安逸，久坐不动、缺乏锻炼，可形成痰湿体质，发生肥胖证、糖尿病、高脂血症等；长期情绪压抑或郁闷躁怒，可使肝气郁结，进而气滞血瘀，出现结节增生样病变如乳腺和甲状腺结节、子宫肌瘤、卵巢囊肿等。不少现代白领女性长期熬夜劳累、用脑费神，或曾反复流产失血导致精血亏耗，不利于固护胎气；或过服补药甚至服用具有毒性的药物，直接损伤胎气。

胎儿在母体内受到有害因素的影响，出生后即表现出先天性疾病的特异病理体质。由于母体是胎儿生长发育的场所，母亲在妊娠期间所受的不良影响均可传之于胎儿，是产生病理性胎传体质的根本原因。因此，优生优育的重点是养护胎气。

四、孕妇的体质特点

孕妇体质良好是胎气稳固的前提。体质的形成基于先天禀赋和后天调养两大基本因素。先天因素是重要基础，包括遗传因素和胎育因素等；后天因素决定了女性体质发展与差异性。体质并非一成不变的，体质可调可养。九种体质分类为：平和质、气虚质、阳虚质、阴虚质、痰湿质、湿热质、气郁质、血瘀质、特禀质；除平和质外，其他八种称为偏颇体质。中医体质辨识是孕期中医保健中的重要内容之一，通过辨识孕妇体质的偏颇情况，可及时"对质"干预；实现早期养胎气、中期助胎气、后期利生产的围产期管理优化效果。由于偏颇体质导致疾病的易感性，因此改善体质着眼改善偏颇体质及疾病防控；辨体、辨病、辨证诊疗模式是预防孕妇体质发展为"病质""病证"的方式。

孕妇体质有两个特点，第一阴血偏虚：因母体气血养胎，自身阴血偏虚，易肝火偏亢。因此孕妇常出现情绪急躁、上火便秘、合并高血压和甲亢等"火旺"病证。第二，脾胃失和：孕妇随腹部增大，脾胃气机升降失调，常伴恶心、呕吐、腹胀等。脾的运化功能失常，身体痰湿水液蕴积，孕妇易出现超重、湿疹、水肿、肝功异常、糖脂代谢异常等；胎气受水湿困扰，产后婴幼儿发生湿疹、腹泻的概率增加。

五、养护胎气与选用补品的原则

随着生活水平的日益增长，孕妇对优生优育的需求大幅度提升，经常遇到孕妇前来要求开养胎的“补药”或咨询吃补品的注意事项。孕妇存在偏颇体质，属于虚性体质，或明确诊断为中医虚证时，可进食补药；把握“虚则补之，补不过度”的原则。鉴于孕期用药的安全性，遵守“寓医于食”的理念，应用药食同源理论，以具有补益功效的“食补”为首选日常养护胎气，根据病证需要，辨证给予中药治疗。临床上，一定的后天影响因素会使虚弱体质发展为“病质”“虚证”，如气虚证、血虚证、阴虚证、阳虚证。“母虚则胎弱”，中医对证施补，方能有效。如气虚证孕妇，表现为神疲乏力，活动后气短加重，少气懒言、易感冒，虚汗多、舌胖大或有齿痕等，可应用山药、大枣、黄芪等药食，通过阶段性养护以改善体质、母胎共养。依据药食的“四气五味”，进补需把握尺度，合理选择时机，避免发生峻补导致“火热之邪”旺盛，引发胎动不安。临床上部分气郁质、湿热质孕妇，过食桂圆、大枣、乌鸡、红参等，出现口干燥热、便秘、流鼻血、失眠心烦的情况，严重者可发生“胎漏”即阴道不规则出血的先兆流产。

中医药保胎历史悠久，特色突出。中医关注“天人合一”“形神兼具”“心身共治”，中西协同、发挥优势，针对孕妇这一特殊人群，依据体质特点精准养护，以食养胎、用情护胎；有病先祛病，病去胎自安。

母乳喂养的那些坑，怎么跳过去

十月怀胎，一朝分娩。对每个家庭来说。迎接一个新生命的到来，都是一件快乐和幸福的事情。每个家庭成员都愿意给宝宝最好的营养，使他健康的成长。选择什么样的方式喂养宝宝也经常成为每个新生宝宝家庭主要的困扰。母乳喂养方式是目前认为最经济、最营养、最天然、最适合宝宝的喂养方式。大多数妈妈和家庭也接受这一观点，也在努力实现母乳喂养。但在喂养过程中有些妈妈对于一些母乳喂养知识认识不全，再加上缺乏专业人员的指导，进入了种种误区。

案例一 小丽刚刚分娩一个宝宝，全家都非常高兴，小丽参加过孕妇学校的母乳喂养课程，了解母乳对宝宝是最有营养，最适合宝宝的，决定出生就给宝宝母乳喂养。但是遭到了家人的反对，家人认为前三天妈妈没有奶，三天后才能“下奶”，这两天会饿到宝宝。这是真的吗？

1. 了解泌乳原理很重要

事实是，怀孕后，体内经历复杂的内分泌变化，乳腺再度发育，包括腺泡和导管，为乳汁生成做准备。从孕中期开始乳房就具备了泌乳的功能，初乳已经存在乳房中，为宝宝出生后立即哺乳做好了准备。初乳中含有大量免疫活性物质和细胞。产后早期哺乳的免疫保护意义大于营养需求。符合新生儿生理特点，对所有婴儿非常重要，对早产儿更是生存的关键。产后1~2 天泌乳量少，乳房未充盈，有利于新生儿吸吮和吞咽，母亲找到舒适的哺乳方式，是建立母婴关系的最佳开始。随着宝宝胃容量的增加，通过宝宝频繁的吸吮，在产后 3~8 天，乳汁大量分泌，乳房进入全能力产乳期，母亲可感到乳房温热胀满，民间俗称“下奶”。

产后乳房并不会即刻分泌大量乳汁，我们能看到或妈妈能感受到乳汁大量分泌需要一定时间，这是正常的泌乳生理，也符合新生儿的需求，不应视为泌乳不足。

产后乳房开始分泌大量乳汁的时间和婴儿是否频繁吸吮并有效移除乳汁关系密切。

2. 了解出生后宝宝的吸吮需求

宝宝出生后应第一时间抱在妈妈怀里进行肌肤接触，并顺应宝宝的需要进行吸吮。因为吸吮有助于缓解新生儿出生过程中感受到的压力，吸吮这个熟悉的动作可以帮助他适应新的环境。即使妈妈怀疑自己没有母乳，宝宝还是能吸吮到初乳的，初乳比较黏稠，颜色发黄，是一种“超级乳汁”，可以满足宝宝最初几天的营养，还能够帮助宝宝清除体内的胎便。

案例二 小丽现在已经产后10天了，实现了纯母乳喂养，小丽十分开心，能够让宝宝吃到足够的母乳，有利于宝宝的生长发育。但是每次宝宝吸奶时间长，乳头都疼痛难忍，每次喂奶像“受刑”，家里人说喂奶都疼，忍忍，时间长适应了就好了。乳头皲裂，背后的真相是什么？

1. 什么原因导致乳头皲裂

母乳喂养姿势或婴儿含接姿势不正确、舌系带过短、念珠菌感染、过度清洁、吸奶器、乳头保护罩使用不当等均可引起乳头皲裂。其中母乳喂养姿势或婴儿含接姿势不正确是导致乳头皲裂的常见原因。

2. 乳头皲裂主要有哪些症状

当宝宝吃奶姿势及含接姿势不正确时，妈妈会感觉乳头疼痛，宝宝停止吸吮时，乳头上出现一横条红色印痕。严重时出现乳头皲裂，妈妈感觉乳头针刺样疼痛，哺乳时明显，哺乳结束后疼痛渐缓解，乳头表面有小而浅的裂口。

3. 乳头皲裂怎么办

（1）找出原因，及时调整。

（2）先喂没有伤口或较轻一侧，严重时用吸奶器等哺乳辅助设备移除乳汁喂养。

（3）挤少量乳汁涂抹乳头表面，有利于伤口愈合。乳头暴露于空气中，保持局部自然干燥，避免摩擦。

（4）应用纯天然无添加剂羊毛脂护乳霜，涂抹在乳头和乳晕上，帮助皮肤保持内部水分，加速伤口愈合。

（5）应用乳头保护罩，能够保护伤口，防止衣物对伤口造成的摩擦引起疼痛。

（6）如有感染，遵医嘱，局部使用抗生素。

4. 如何预防乳头皲裂

（1）妈妈熟练掌握母乳喂养及宝宝含接的正确姿势。

（2）每次喂奶后涂抹乳汁在乳头上，并暴露在空气中 1 ~ 2 分钟。

（3）喂奶时采取妈妈放松，宝宝舒适的体位。

（4）正确使用吸奶器。

案例三 最近天气热，小丽吹空调着凉感冒咳嗽，因在哺乳期听说吃药会通过乳汁影响到宝宝。家里人也劝她多喝水，多休息，忍几天就好了，但是病情越来越严重。哺乳期是否可以用药？

哺乳期用药应采取十分审慎的态度。哺乳期不能随意用药，但不代表不能吃药。使用哺乳期安全药物替代。哺乳期的用药需咨询专业的医务人员，不可自行随意服药，目前哺乳用药按照“L”分级。根据下表中的哺乳风险指数，了解哺乳期用药安全性，远离用药雷区。

哺乳期药物安全等级

药物分级	安全性	使用指导建议
L1 类药物	最安全	对宝宝没有影响
L2 类药物	较安全	有危险性的证据很少
L3 类药物	中等安全	有很轻微的非致命性副作用，需权衡对宝宝的利大于弊后方可使用
L4 类药物	可能危险	这两类药物风险很高，哺乳妈妈不要服用
L5 类药物	禁忌	

哺乳期用药的原则如下：

（1）乳母应在医生指导下用药，应有严格的用药指征。

（2）选用 L1 和 L2 级别用药，L3 级别需权衡利弊后使用。

（3）用药时间选择在哺乳刚结束后，并尽可能与下次哺乳间隔四小时以上，或者根据药物半衰期来调整哺乳间隔时间。

（4）用药时间长或剂量大，可能造成不良影响的，需要监测乳儿血药浓度。

（5）乳母必须用药又缺乏相关的安全证据时建议暂停母乳。

第四章

如何面对“折翼的天使”

出生缺陷及应对措施

一、出生缺陷

出生缺陷是指新生儿出生时就存在的外表或内部结构的异常或功能异常，包括解剖结构、组织结构、细胞结构与分子结构的各种异常。如形态结构异常（大体和细微）及功能、代谢、行为异常，染色体异常及其基因异常（单基因与多基因），遗传性缺陷及环境因素致畸。最常见的出生缺陷通常只影响身体的某一部分，称为单发性缺陷，有些则累及多个部分，称为综合征。出生缺陷是导致早期流产、死胎、围产儿死亡、婴幼儿死亡和先天残疾的主要原因。出生缺陷约30%在5岁前死亡，40%终身残疾，在发达国家已成为婴儿死亡的第一位原因。出生缺陷病种繁多，目前已知的至少有8000 ~ 10000种。

出生缺陷可分为两大类：遗传性出生缺陷和非遗传性出生

缺陷。非遗传性出生缺陷是指由于营养不良、宫内窒息、微生物感染或机械损伤等非遗传因素所导致的出生缺陷。大多数出生缺陷是遗传性出生缺陷，根据遗传特点的不同，可以分为五种类型：

（1）染色体疾病：又分为染色体数量异常和染色体局部异常，染色体数量异常有21－三体综合征、18-三体综合征、13-三体综合征、Turners综合征（X）和Klinefelters综合征（XXY）等；染色体局部异常有染色体22q11.2微缺失的腭－心－面综合征（velo-cardio-facial syndrome，VCFS）、5p缺失的猫叫综合征等。染色体局部异常的种类要远远多于染色体数量异常。

（2）单基因疾病：是由于单个基因中的一处或多处位点发生变异，使得基因转录和/或翻译产物出现结构或表达异常所致的一类疾病。此类疾病种类最多，迄今已发现6500多种，大多为罕见病，但患者群体却很庞大，因此有“罕见病并不罕见”之说。

（3）多基因疾病：疾病的发生与多个基因的异常有关，但每个基因只有微效作用。这类疾病往往是遗传与环境相互作用的结果，发病机制复杂，如先天性心脏病、先天性智力障碍、先天性唇腭裂、精神分裂症、脑积水、先天性哮喘等。

（4）线粒体疾病：属于母系遗传，女性携带者后代异常的线粒体 DNA（mtDNA）如果超过一定的数量就可发病，如线粒体耳聋、线粒体糖尿病和 Leber 遗传性视神经病等。

（5）表观遗传疾病：是表观修饰异常所致的疾病，包括基因甲基化异常、印记基因异常、miRNA 异常、组蛋白修饰异常等，如 Prader-Willi 综合征和 Angelman 综合征等。

二、我国的出生缺陷形势

全世界每年有 500 万个缺陷儿出生，约 85% 在发展中国家。我国是出生缺陷的高发国，据统计，每 30 ~ 40 秒就有一个缺陷儿降生，每年的出生缺陷婴儿数量约占全世界的 20%。世界卫生组织估计，全球低收入国家的出生缺陷发生率为 6.42%、中等收入国家为 5.57%、高收入国家为 4.72%。我国出生缺陷发生率与世界中等收入国家的平均水平接近，但由于人口基数大，每年新增出生缺陷病例总数庞大。

近年来，我国新生儿出生缺陷发生率呈上升趋势，由 1996 年的 87.7 人 / 万人上升到 2010 年的 149.9 人 / 万人，增长幅度达到 70.9%。原卫生部 2012 年发布的《中国出生缺陷防治报告》显示，目前我国每年出生缺陷发生率在 5% 左右，约为 80 万 ~ 120 万例，全国目前累计有近 3000 万个家庭曾生育过出生缺陷和先天残疾患儿，约占中国家庭总数的 1/10。

据统计，在我国现有的 8000 余万残疾人中，有 70% 是出生缺陷所致。其中出生时临床明显可见的出生缺陷约有 25 万例，先天性心脏病（18.53%）、多指（趾）（14.64%）、唇裂伴或不伴腭裂（14.92%）、神经管畸形（9.45%）等位居前列。其中，除 20% ~ 30% 患儿经早期诊断和治疗可以获得较好生活质量外，30% ~ 40% 患儿在出生后死亡，约 40% 将成为终身残疾。这意味着每年将有 40 万家庭被卷入终生痛苦的漩涡中。因此，减少出生缺陷，预防比治病更重要。

三、我国出生缺陷现状

我国于 1986 年建立了以医院为基础的出生缺陷监测系统，监测期为孕满 28 周至出生后 7 天，重点监测围产儿中 23 类常见的结构畸形、染色体异常及少部分遗传代谢性疾病。该系统获得的围产期出生缺陷发生率主要反映了出生时临床明显可辨认的出生缺陷的发生水平，在一定程度上受到诊断水平、监测期等因素的影响。全国出生缺陷监测数据表明，我国围产期出生缺陷总发生率呈上升趋势，由 2000 年的 109.79/ 万上升到 2011 年的 153.23/ 万。

1. 主要出生缺陷病种

● 围产期常见出生缺陷。我国出生缺陷监测（监测期为孕满 28 周至出生后 7 天）数据表明，2000—2011 年，先天性心脏、多指（趾）、唇裂伴或不伴腭裂、神经管缺陷、先天性脑积水等是我国围产儿前 10 位高发畸形（表 1）。2000 年这 10 类畸形占所有出生缺陷病例的 72.1%，2011 年下降到 65.9%；2011 年，先天性心脏病占所有监测发现病例的 26.7%。

表 1　围产期出生缺陷发生率顺位（/ 万）

顺位	1996 年	2000 年	2005 年	2010 年	2011 年
1	总唇裂（14.50）	总唇裂（14.07）	先天性心脏病（23.96）	先天性心脏病（28.82）	先天性心脏病（40.95）
2	神经管缺陷（13.60）	多指（趾）（12.45）	多指（趾）（14.66）	多指（趾）（15.91）	多指（趾）（16.73）
3	多指（趾）（9.20）	神经管缺陷（11.96）	总唇裂（13.73）	总唇裂（13.17）	总唇裂（11.43）
4	脑积水（6.50）	先天性心脏病（11.40）	神经管缺陷（8.84）	神经管缺陷（6.48）	脑积水（5.47）
5	先天性心脏病（6.20）	脑积水（7.10）	脑积水（7.52）	脑积水（6.00）	马蹄内翻（5.17）
6	肢体短缩（5.21）	肢体短缩（5.79）	肢体短缩（5.76）	马蹄内翻（5.08）	尿道下裂（5.03）

续表

顺位	1996年	2000年	2005年	2010年	2011年
7	马蹄内翻（4.69）	马蹄内翻（4.97）	尿道下裂（5.24）	尿道下裂（4.87）	并指（趾）（4.88）
8	尿道下裂（3.08）	尿道下裂（4.07）	马蹄内翻（5.06）	并指（趾）（4.81）	神经管缺陷（4.50）
9	并指（趾）（3.08）	并指（趾）（3.95）	并指（趾）（4.94）	肢体短缩（4.74）	肢体短缩（4.09）
10	小耳（2.86）	直肠肛门闭锁或狭窄（3.43）	小耳（3.60）	小耳（3.09）	小耳（2.79）

随着出生缺陷防治工作力度进一步加强，部分对干预措施敏感的致死和严重致残出生缺陷发生率逐步下降；同时，由于医疗机构对内脏畸形等出生缺陷的诊断能力逐步提高，先天性心脏病等部分出生缺陷的围产期发现率上升。全国围产期神经管缺陷发生率由1987年的第1位（27.4/万）下降到及2011年的第8位，为4.50/万；2000—2011年，下降幅度达62.4%；其中，农村下降幅度达到72.8%，城市下降幅度达64.5%（图1）。全国围产期肢体短缩畸形发生率由2000年的5.81/万降至2011年的4.09/万，下降了29.6%，其中城市降幅达35.5%、农村降幅为27.6%（图2）。2000—2011年围产期先天性心脏病发生率呈上升趋势（图3）。2011年全国先天

性心脏病发生率为 2000 年的 3.56 倍，城市为 4.41 倍，农村为 2.97 倍。

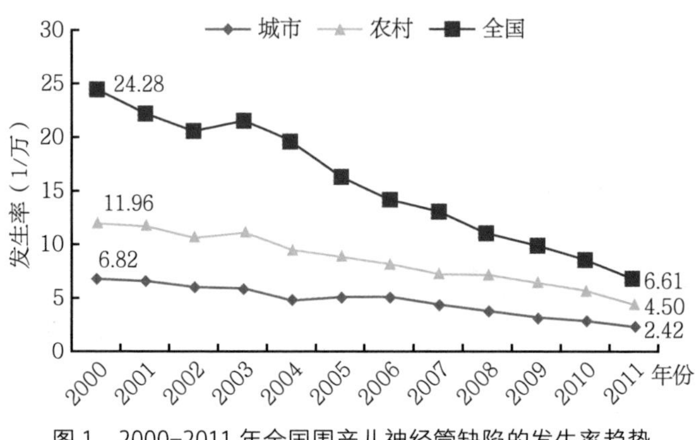

图 1　2000-2011 年全国围产儿神经管缺陷的发生率趋势

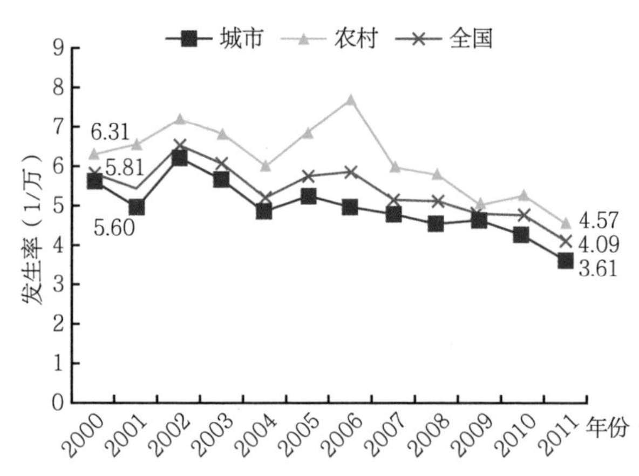

图 2　2000-2011 年全国围产儿肢体短缩的发生率趋势

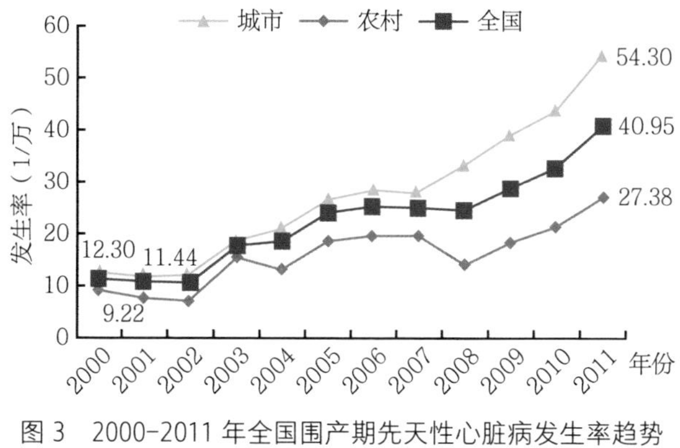

图 3　2000-2011 年全国围产期先天性心脏病发生率趋势

● 其他出生缺陷的发生情况。唐氏综合症等一些出生缺陷危害性大，干预措施明确，受到政府和社会关注。调查显示我国唐氏综合征发生率约为 14.7/ 万。2008—2010 年全国先天听力障碍发生率分别为 19.9/ 万、21.5/ 万和 21.9/ 万。2009—2011 年全国苯丙酮尿症发生率分别为 0.73/ 万、0.76/ 万和 0.72/ 万。先天性甲状腺功能低下发症生率分别为 4.90/ 万、4.63/ 万和 4.75/ 万。此外，地中海贫血在广西、海南、云南、广东、贵州等南方地区高发，其人群基因携带率在广西、海南、云南达 20% 以上。

2. **出生缺陷成为我国重大公共卫生问题**

近 30 年来，随着社会经济的快速发展和医疗服务水平的提高，我国婴儿死亡率和 5 岁以下儿童死亡率持续下降，危害儿童健康的传染性疾病逐步得到有效控制，出生缺陷问题却日益凸显，成为影响儿童健康和出生人口素质的重大公共卫生问题。我国每年新发出生缺陷例数高达 90 万，部分出生缺陷发生率呈上升态势。据测算，我国每年将新增先天性心脏病超过 13 万例、神经管缺陷约 1.8 万例、唇裂和腭裂约 2.3 万例、先天性听力障碍约 3.5 万例、唐氏综合征 2.3 万 ~ 2.5 万例、先天性甲状腺功能低下症 7600 多例、苯丙酮尿症 1200 多例。

● 出生缺陷逐渐成为婴儿死亡的主要原因。出生缺陷在发达国家已成为婴儿死亡的第一位原因。这一趋势在我国也逐渐显现，出生缺陷在全国婴儿死因中的构成比顺位由 2000 年的第 4 位上升至 2011 年的第 2 位，达到 19.1%。（表 2，图 4）

表 2　2000 年和 2011 年婴儿死亡率及出生缺陷占死因的构成

	2000 年		2011 年	
	死亡率（‰）	构成比（%）	死亡率（‰）	构成比（%）
城市	11.8	25.5	5.8	23.7
农村	37.0	11.5	14.7	18.3
全国	32.2	12.5	12.1	19.1

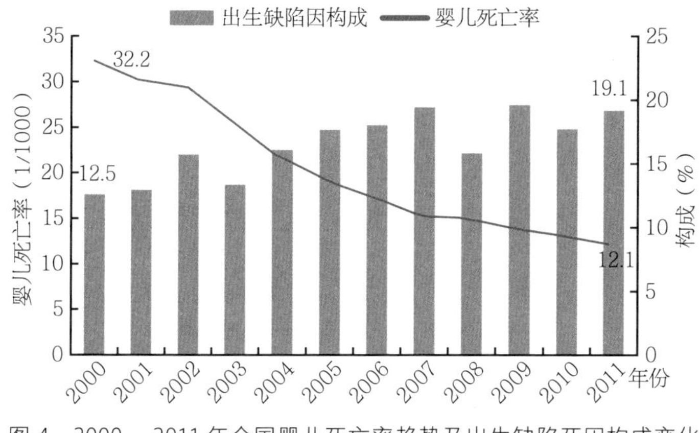

图 4　2000—2011 年全国婴儿死亡率趋势及出生缺陷死因构成变化

● 出生缺陷是儿童残疾的重要原因。随着医疗技术的发展和卫生保健水平的提高，出生缺陷患儿的生存率不断提高。国际研究显示，出生缺陷儿中约 30% 在 5 岁前死亡，40% 为终身残疾。据调查，我国残疾人口中，先天性致残者约 814 万，约占残疾人总数的 9.6%，其中，肢体残疾、听力残疾和智力残疾所占比例较大，分别为 28.62%、24.97% 和 21.57%；在 998 万智力残疾人口中，先天性残疾占 21.36%。

● 出生缺陷的疾病负担巨大。出生缺陷降低了人群健康水平和人口素质，因治疗、残疾或死亡导致的疾病负担巨大。根据 2003 年的资料测算，我国每年因神经管缺陷造成的直接经济损失超过 2 亿元，每年新出生的唐氏综合征生命周期的总经济负担超过 100 亿元，新发先天性心脏病生命周期的总经济负担超过 126 亿元。在社会保障水平总体偏低的情况下，出生缺陷导致的因病返贫、因病致贫现象在中西部贫困地区尤为突出。出生缺陷不但严重影响儿童的生命和生活质量，给家庭带来沉重的精神和经济负担，而且也是导致我国人口潜在寿命损失的重要原因。

四、我国在出生缺陷防治领域面临的挑战和已取得的进展

1. 目前我国在出生缺陷防治方面主要存在以下挑战

（1）医疗机构设置中缺乏医学遗传学科的设立，未建立起医学遗传咨询师体系，导致医务工作者对遗传在疾病发生发展中的作用了解甚少。

（2）临床医学遗传学检测项目屈指可数，与近万种遗传缺陷所致疾病相比，可谓是凤毛麟角。究其原因，是主管部门对基因检测的特点不了解，将临床生化和免疫等检测模式照搬到基因检测中来，使得已经成熟的技术由于受到严格的许可证限制，而无法在临床中得到应用。

（3）医保制度不完善，许多有出生缺陷患儿的家庭无法得到医疗保障，以致家庭陷入经济困境。

（4）公众知晓率不高，对出生缺陷的危害认识不清，孕前、产前和新生儿出生缺陷筛查和诊断率远远低于发达国家水平。

（5）产前诊断风险过高。任何一项产前诊断的检测都无法保障百分之百正确，一旦出现假阴性（即检测结果是阴性，但出生的孩子却有出生缺陷），则会引起医疗纠纷。为了减少这些纠纷，医院宁愿不开展产前诊断，或者仅开展风险度低的产前诊断。

（6）防治手段缺口很大。大多出生缺陷尚无有效的预防和治疗手段。以上问题的存在，是导致我国出生缺陷率多年居高不下甚至还在不断增加的主要原因。

2. 出生缺陷防治进展

20世纪90年代，国家出台《中华人民共和国母婴保健法》及其配套法规和规范，2006年设立912“国家出生缺陷防治日”，2009年将其纳入公共卫生范畴，启动系列重大出生缺陷防控专项，2010年逐步完善出生缺陷救治的社会保障系统，2010年推动世界卫生组织通过出生缺陷防治议案，2012年正式发布《出生缺陷防治报告》。在《健康中国2030》中指出，加强出生缺陷综合防治，构建覆盖城乡居民，涵盖孕前、孕期、新生儿各阶段的出生缺陷防治体系。将预防出生缺陷、提高出生人口素质列为中国经济社会发展的重大战略需求和重点工作任务，列为妇幼保健服务的重要内容。

我国在出生缺陷防控体系方面也制订并实施了系列技术标准和规范，加强网络、机构、人力资源建设，覆盖婚前检查、孕前优生检查、孕期保健、产前筛查和诊断、新生儿筛查以及 0 ~ 6 岁儿童残疾筛查。实施一系列免费国家重大出生缺陷防控项目，开展增补叶酸预防神经管缺陷项目、国家免费孕前优生健康检查项目、贫困地区新生儿疾病筛查项目、地中海贫血防控试点项目，提高出生缺陷患儿医疗保障水平。将先天性心脏病、血友病、唇腭裂、苯丙酮尿症、尿道下裂 5 种有成熟治疗技术的出生缺陷疾病纳入新农合大病保障，实行按病种付费，实际报销比例达到 70% 以上，切实减轻患儿家庭就医负担，保障患儿及时得到治疗，避免残疾。

通过国家的一系列举措，我国出生缺陷防控取得重大成效。出生缺陷导致的婴儿死亡率显著下降，2014 年与 2000 年相比，出生缺陷导致的婴儿死亡率由 4‰降至 2.1‰。严重或常见如神经管缺陷、唇腭裂发生率持续下降，2015 年与 2000 年比较，神经管缺陷下降了 80%，唇腭裂下降了 47%。通过新生儿筛查，及早发现了 PKU、甲低、听力障碍的儿童，并得到干预，减少了重症地中海贫血患儿的出生，出生缺陷导致的

5 岁以下儿童死亡率显著下降。

五、我国下一阶段针对孕产妇人群出生缺陷防控的服务应对

我国出生缺陷的防治工作长期以来是根据 2010 年世界卫生组织提出的降低出生缺陷三级预防措施的框架来进行开展，收到了明显的效果。具体的出生缺陷三级预防体系包括：

- 一级预防（防止出生缺陷儿的发生）：孕前咨询和检查：健康教育、婚前医学检查、孕前保健、遗传咨询、最佳生育年龄选择、增补叶酸、孕早期保健、合理营养、预防感染、谨慎用药、戒烟戒酒、避免接触放射线和有毒有害物质、避免接触高温环境。

- 二级预防（减少严重出生缺陷儿的出生）：主要针对孕期的产前检查。整个孕期有 5 次以上产检，通过产检可以筛查出高危孕产妇，及时诊断和治疗，减少患儿出生。对已确诊的畸形胎儿，动员孕妇及其家属做选择性终止妊娠手术。

- 三级预防：新生儿疾病筛查。筛查项目包括苯丙酮尿症、先天性甲状腺功能减低症、先天性髋关节脱位、先心病及听力等。出生缺陷患儿出生后采取及时、有效的诊断、治疗和康复，以提高患儿的生活质量，防止病残，促进健康。

通过孕前—产前—产后多个阶段的出生缺陷防治技术和体系的研究，结合全国专家组咨询会的意见，我们完整提出构建出生缺陷防治三级阻断技术体系的建议（图 5）。

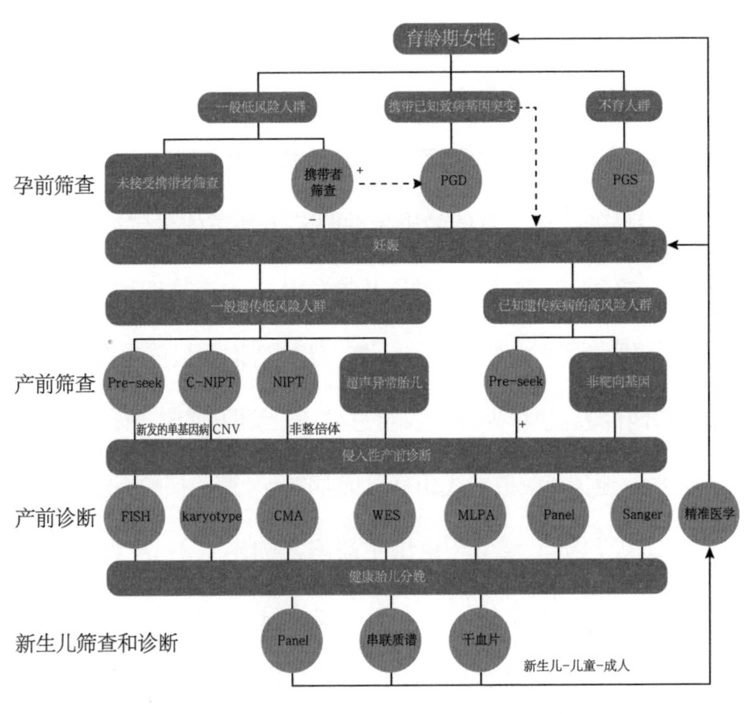

PGD：植入前遗传学诊断
PGS：植入前遗传学筛查
PreSeek：产前多基因测序
C-NIPT：基于胎儿细胞的产前筛查
NIPT：无创产前检测
FISH：荧光原位杂交
Karyotype：核型
CMA：染色体微阵列分析
WES：全外显子测序
MLPA：多重连接探针扩增技术
Panel：胎儿靶向基因测序
Sanger：桑格测序

图 5　孕前—产前—新生儿为核心的遗传诊断体系架构

新时代下产前筛查和产前诊断技术和理念的发展

最初的产前诊断主要针对染色体非整倍体，随着遗传学检测技术的进展，越来越多的遗传性疾病可以在产前得到诊断，包括拷贝数变异（copy number variant，CNV）、单基因变异、单亲二体（uniparental disomy，UPD）等，产前遗传学检测从细胞遗传学时代进入分子时代。随着 cfDNA 检测迅速整合进入产前筛查领域，产前筛查也从基于生化指标的母血清学筛查（maternal serum screening，MSS）时代进入到分子时代，很多单基因遗传病也可以通过扩展型携带者筛查被检出。技术的进步极大地促进了学科的发展，同时也极大地改变了我们对于产前筛查和产前诊断的认知。

一、产前筛查的发展

产前筛查遵循的原则是在威尔逊（Wilson）和容格（Junger）提出的筛查十大原则基础上完善而成的。对目标疾病而言，所筛查疾病应具有临床重要意义，定义明确，对公共健康具有重要影响；对寿命或生活质量具有显著影响；自然病史中存在无症状期，使发现疾病成为可能；通过在无症状期识别或治疗疾病，结局能够得到改善。对筛查检测而言，其本身应当安全、可被接受；足够敏感和特异，能够检出疾病并使假阳性降至最低，效价比高。对被筛查的人群而言，目标疾病的患病率应足够高；所有人能够公平地得到检测和治疗；检出的患者愿意接受进一步的治疗。基于上述原则，产前筛查的目标疾病从最初的开放性神经管缺陷（Neural Tube Defect，NTD）到胎儿常见染色体非整倍体、单基因病，至今已历经 40 余年。

1. 开放性神经管缺陷

20 世纪 70 年代，英国开展了针对甲胎蛋白（α-fetoprotein，AFP）的多中心协作研究，发现在孕 16 ~ 18 周，怀有无脑儿的孕妇血清 AFP 水平显著升高，由此，针对开放性 NTD 的中孕期母血清 AFP 筛查成为第一个产前筛查检测项目。

通过超声检查可以直接观察到胎儿脊柱，而颅脑的“柠檬征”和“香蕉征”可以提示脊柱裂。荟萃分析发现，通过超声筛查脊柱裂的检出率为 90% ~ 95%，假阳性病例罕见。另一方面，围孕期补充叶酸导致 NTD 的发病率大大降低，AFP 筛查的阳性预测值也随之下降。越来越多的机构摒弃 AFP 筛查，直接采用超声筛查 NTD。

2. 胎儿常见染色体非整倍体

胎儿常见染色体非整倍体指的是 21、13 和 18 三体。根据筛查原理的不同，可将其分为两类：基于母血清生化指标的产前筛查（maternal serum screening，MSS）和基于胎盘游离 DNA（cell-free DNA，cfDNA）的产前筛查，即无创产前检测（non-invasive prenatal testing，NIPT）。

- 基于母血清生化指标的产前筛查（MSS）。1984 年，欧文·麦卡茨（Irwin Merkatz）发现怀有 21 三体胎儿的孕妇血清 AFP 水平降低，由此开启了针对胎儿 21 三体综合征的中孕期 MSS，新的指标如人绒毛膜促性腺激素（human chorionic gonadotrophin，hCG）、未结合雌三醇（unconjugated estriol，uE3）等不断被发现并纳入筛查方案，诞生了中孕期二联、三联、四联筛查方案。20 世纪 90 年代，英国胎儿医学基金会发现孕 11 ~ 13^{+6} 周胎儿颈部透明层（nuchal translucency，NT）增厚与胎儿非整倍体相关，并将 NT 测量与早孕期母血清 hCG、妊娠相关血浆蛋白 A（pregnancy associated plasma protein A，PAPP-A）检测相结合进行早孕期筛查，使检出率提升到了 86%，复合假阳性率 6.7%。2000 年后，国际上对早、中孕期 MSS 的不同策略进行了系统评价。结论显示 NT（颈部透明带）是最好的单个筛查指标，在双胎中具有与单胎相似的检出率。PAPP-A 是筛查效能最好的血清学指标。在 5% 假阳性率下，早中孕期整合筛查、分层筛查的检出率均可达到 90% 以上。

我国的 MSS 始于 1998 年前后，2008 年，北京协和医院牵头的多中心研究获得了中国孕妇人群 21 三体综合征筛查的数据库，确定了筛查指标 MoM 值。2010 年，原卫生部组织专家编写并颁布了《胎儿常见染色体异常与开放性神经管缺陷的产前筛查与诊断技术标准》，标志着中孕期 MSS 成为国内最为广泛开展的服务模式。2006 年之后，随着 NT 筛查的广泛开展，国内一些医疗机构开始进行早、中孕期联合筛查，可使 21 三体的检出率达到 90%。

- 基于胎盘游离 DNA（cell-free DNA，cfDNA）的产前

筛查。1997 年香港中文大学 Lo 等首次报道在母血中含有胎儿源性的 cfDNA 片段，采用二代测序（next-generation sequencing，NGS）技术，结合生物信息学分析，即可筛查胎儿 21、18、13 三体。2011 年，前瞻性研究证实该技术可用于 21 三体产前筛查，由此该项技术正式进入临床，并迅速地被整合进入产前筛查系统。由于这些胎儿源性的 cfDNA 来自胎盘细胞滋养细胞，因此目前统一将这一筛查方法称为 cfDNA 检测。

2012 年—2014 年有关 cfDNA 检测的研究大多基于高风险人群，2013 年，北京协和医院首次证实在低龄孕妇中，cfDNA 检测可取得与高龄、高风险孕妇相似的检测效力。另一项具有代表性的多中心大样本前瞻性研究证实在普通人群中 cfDNA 检测的筛查效率显著优于 MSS。在上述研究的基础上，美国医学遗传学与基因组学学会（American College of Medical Genomics，ACMG）于 2016 年发布胎儿染色体非整倍体无创产前筛查的共识，明确指出 cfDNA 检测是最敏感的对于胎儿 21、18、13 三体综合征产前筛查的技术手段。最近的荟萃分析显示，cfDNA 检测对单胎妊娠 21、18、13 三体的检出率分别为 99.7%、97.9%、99.0%，是目前最有效的、应用最广泛的胎儿常见染色体非整倍体的产前筛查方法。

我国的cfDNA检测始于2011年，全国产前诊断专家组以专家共识的形式在国际上率先提出cfDNA检测的临床定位应为胎儿常见染色体异常的产前筛查技术。此后，通过两年的试点工作，原国家卫生与计划生育委员会办公厅于2016年组织全国产前诊断专家组编写并发布了《孕妇外周血胎儿游离DNA产前筛查与诊断技术规范》，为该技术在我国规范、有序地开展奠定了坚实的基础。

3. 单基因病的携带者筛查

随着测序技术的发展，单基因病的携带者筛查逐渐成为产前筛查的重要组成部分，主要针对因认知和身体残疾影响生活质量的疾病，使预期寿命缩短的疾病，或通过药物、手术干预能够改善的疾病。德裔犹太人自1971年起对泰－萨克斯病进行携带者筛查，使该病的发生率降低了90%以上。随着人口特征的改变，混合种族家庭越来越多，对普通人群进行数十甚至数百种基因病的扩展型携带者筛查（expanded carrier screening，ECS）的必要性越来越充分，高通量测序技术的进展使ECS从技术上成为可能。目前国内尚未在临床上开展ECS，相关研究也在进行之中。

二、产前遗传学诊断技术的发展

产前遗传学诊断是指利用绒毛、羊水、脐血等样本对胎儿遗传性疾病进行诊断。随着遗传学技术的不断发展，产前诊断技术领域也历经细胞遗传学诊断、细胞分子遗传学诊断和分子遗传学诊断这三个阶段。以染色体微阵列分析（CMA）和高通量测序技术为代表的分子遗传学诊断技术极大地推动了染色体病和基因病产前诊断能力。

1970 年—2010 年，产前遗传学检测基本上处于细胞遗传学阶段。时至今日，G 显带的染色体核型分析依然是产前细胞遗传学诊断的金标准，但细胞培养耗时长，通常只能可以检出 10Mb 以上的片段改变。

细胞分子遗传学检测技术的出现引入了快速产前诊断的概念。主要技术包括荧光原位杂交（fluorescence in situ hybridization，FISH）和荧光定量 PCR（quantitative fluorescence PCR，QF-PCR），用于快速检测胎儿 13、18、21、性染色体有无数目异常，通常可在 1 ～ 3 天获得结果，FISH 与标准 G 显带核型分析的一致性在 99% 以上，敏感性、特异性和预测值也都大于 99%。QF-PCR 是对短串联重复序列（Short Tandem Repeats，STRs）进行 PCR 扩增，通过定性、定量分析 STR 的多态性来分析目标染色体有无数目异常。

上述两项技术的优点是无需进行细胞培养，分析周期短，尤其是 QF-PCR 检测，通量高，易于大规模开展。我国从 1990 年开始开展这两项技术，作为产前细胞遗传学诊断的补充检测，有效解决产前诊断技术服务能力不足、诊断周期长等现实问题。但上述技术也存在一定的局限性，只能针对一定数目的片段进行分析，存在一定的残余风险，无法检出这些染色体的低水平嵌合、结构重排和标记染色体，也不能提供有关其他染色体的信息。2015 年我国产前诊断技术专家组对这两项技术在国内应用存在的具体问题进行了深入广泛的探讨，并形成了其在产前诊断中应用的专家共识。

无论是细胞遗传学检测还是分子细胞遗传学检测，都存在局限性；前者方法耗时、分辨率低，而后者又不能做到全局分析。CMA 检测能够在全基因组水平上进行扫描，可检出小于 100kb 大小的拷贝数变异（CNV），基本可以克服以上染色体分析技术的缺陷。根据检测平台及其所检测出的 CNV 类型的不同，CMA 技术可被分为两大类：单核苷酸多态性微列阵（single nucleotide polymorphism array，SNP array）和基于微阵列芯片的比较基因组杂交（array-based comparative genomic hybridization，aCGH）技术，目前大多采用 CNV+SNP 两者结合的芯片。

2010 年 5 月，国际细胞基因组芯片标准协作组组织总结了 21698 例儿童遗传病的研究结果，发现对于核型分析结果正常的病例，aCGH 可检测出 12.2% 的致病性 CNV，从而推荐将 aCGH 作为对于未知原因的发育迟缓、智力低下、多种体征畸形以及自闭症的首选检测方法。在儿童遗传病诊断领域的成功应用，使 CMA 技术很快就扩展到产前诊断领域。和传统的细胞遗传学检测相比，CMA 检测最大的优势在于能够检出更小的不平衡性改变、无需细胞培养、自动化操作、快速得到结果。CMA 在检出非整倍体方面具有 100% 的准确性，对于有临床指征而核型正常的病人也可以提供更高的诊断率。对于核型正常而超声异常的病例，CMA 可以增加 6% 的诊断率。基于上述发现，2013 年美国妇产科医师协会（American College of Obstetrics and Gynecology，ACOG）的指南和 2014 年国内的专家共识均提出，对于产前超声结构异常的病例，应行包含 CMA 在内的产前遗传学诊断。鉴于对于超声和染色体核型都正常的病例，CMA 可以检出 1.7% 的病理性 CNV，ACOG 和美国母胎医学协会（Society for Maternal-Fetal Medicine，SMFM）在 2016 年发表实践指南进一步推荐对于所有选择进行侵入性产前诊断的患者都进行 CMA 检测。而在 2018 年国际产前诊断协会（International Society for Prenatal Diagnosis，ISPD）、SMFM、围产质量基金会（Prenatal Quality Foundation，PQF）发表的有关产前 DNA 测序的联合申明中，将 CMA 列为对于超声发现胎儿结构异常病例的产前标准遗传学诊断方法。

以外显子测序（exome sequencing，ES）技术为代表的杂交捕获和高通量测序技术近年来在胎儿超声结构异常的遗传学诊断领域得到应用。根据检测范围的不同，ES 技术可分为全外显子测序（whole exome sequencing，WES）和临床外显子测序（clinical exome sequencing，CES）两大类。ES 最初主要用于儿童遗传性的诊断，有研究人员对 2000 个家系进行诊断性 WES 检测，在 25.2% 的病例中发现基因突变，从而奠定了 ES 检测对于罕见孟德尔遗传单基因病的诊断价值。和 CMA 检测一样，在儿童遗传病诊断领域的成功应用，使 ES 技术很快就扩展到产前诊断领域，2019 年发表在《柳叶刀》上的分别来自欧洲和美国的两个大样本前瞻性的、针对背景人群的研究显示，在核型分析和 CMA 检测的基础上，WES 检测可检出 10% ~ 12.5% 的单基因变异。在上述研究基础上，2020 年 ACMG 指南正式推荐对于超声发现胎儿结构异常，且核型分析和 CMA 检测结果正常病例，应进一步行 ES 检测以排除胎儿单基因变异。

近年来国内一些在具备单基因病产前诊断基础的医疗机构逐步开展 WES 检测，取得了良好的效果，预示着在我国该项技术很快会进入产前诊断临床应用领域。

三、产前诊断指征的变迁和发展

产前诊断通过羊膜腔穿刺术或绒毛取样（chorionic villus sampling，CVS）来获取样本。随着实时超声引导技术的引入，侵入性产前诊断的操作相关性流产风险也随之降低，2015 年的一项荟萃分析显示 CVS 和羊膜腔穿刺的操作相关性流产风险分别为 1/450 和 1/900。

分子遗传学检测在临床的广泛应用使得对于产前诊断指征的认知和理念随之发生改变，主要体现以下三个方面：孕妇高龄（Advanced Maternal Age，AMA）、超声软指标、cfDNA

检测发现的除21、13、18三体以外的其他染色体异常（以下简称cfDNA检测的意外发现）。

1. 孕妇高龄（advanced maternal age，AMA）

在分子遗传学检测应用于临床之前，AMA是最常见的产前诊断指征。胎儿21、13、18三体综合征的发生率随孕妇年龄的增加而增加。在20世纪70年代，标准的产前保健措施是对AMA孕妇提供羊膜腔穿刺术以检测胎儿是否存在染色体异常。我国的《中华人民共和国母婴保健法》明确规定，应对高龄产妇进行产前诊断。随着AMA孕妇的不断增加和MSS的广泛开展，这一策略受到质疑。

cfDNA检测的广泛应用极大地改变了对产前筛查和诊断的认知，2016年ACMG共识以及我国的有关技术规范都明确指出应告知所有孕妇，cfDNA检测是最敏感的针对胎儿21、18、13三体综合征的产前筛查手段，AMA孕妇可以选择cfDNA检测，而无需进行侵入性产前诊断。孕妇年龄越大，cfDNA筛查的效率越高；以21三体为例，在妊娠10周，当孕妇年龄为20岁、35岁、40岁时，cfDNA检测的阳性预测值分别为38%～80%、73%～95%、91%～99%。对于胎儿18、13三体也是如此。这些研究结果更加说明对AMA孕妇采用 cfDNA 检测是有益的。

与孕妇年龄相关的胎儿染色体异常类型只是 21、18 和 13 三体综合征，胎儿性染色体非整倍体和病理性 CNV 的发生率与孕妇年龄无关。系统性回顾和荟萃分析研究结果显示，36 岁以下孕妇的胎儿病理性 CNV 的发生率高于 21 三体的发生率。如果综合考虑胎儿染色体异常的联合发生率，当孕妇年龄为 20 岁时，胎儿染色体异常的联合发生率为 1/122，当孕妇年龄为 40 岁时，该发生率高达 1/40。

基于上述研究结果，ACOG 在 2020 年关于胎儿染色体异常的产前筛查指南中提出：任何孕妇都可以选择进行 cfDNA 检测或者是侵入性产前诊断，而无论孕妇年龄多少，如果选择后者，则应进行包含 CMA 检测在内的遗传学检测。至此，在学术层面上，对 AMA 直接进行侵入性产前诊断的策略已被摒弃，AMA 不再是侵入性产前诊断的指征。

2. 超声软指标

产前超声异常包括胎儿结构异常和超声软指标。前者往往由于胎儿遗传性疾病所致，其潜在机制包括染色体异常、致病性 CNV、致病性单基因变异、UPD（单亲二倍体）等，此类病例已逐渐成为目前产前遗传学诊断最主要的指征。

超声软指标指的是一些特殊的超声特征，其临床意义并不明确，常常为一过性，在晚孕期或出生后不久即自然消退，大多数胎儿并无不良结局，但这些软指标的存在与胎儿染色体异常和/或妊娠不良结局之间有一定关联，具有一定的统计学意义。在 cfDNA 检测应用于临床之前，超声软指标一度被认为是重要的侵入性产前诊断指征。事实上，只有 27% 的 21 三体胎儿在中孕期超声检查中可以发现结构异常。2013 年的一篇综合分析认为大多数孤立性中孕期软指标对胎儿 21 三体前设风险的校正很有限。如果孕妇 cfDNA 检测结果为阴性，漏诊 21 三体的可能性非常低，在这种情况下，超声软指标对于 21 三体的预测价值非常有限。

CMA 和 ES 检测技术在产前诊断领域的广泛应用再次刷新了对超声筛查的价值的认识。以 NT 为例，起初 NT 被认为是胎儿 21 三体综合征的标记物，进一步研究发现 NT 增厚和病理性 CNV、某些遗传综合征以及胎死宫内等不良妊娠结局密切相关。有研究人员对 50 例 NT>3.5mm 的病例进行基因组测序研究，32% 的病例获得了遗传学诊断结果，其类型包括染色体异常、病理性 CNV 以及致病性单基因点突变。作者指出，对于 NT 增厚的病例，应常规进行产前遗传学检测。

超声软指标还和妊娠不良结局具有相关性。有研究对英国威尔士地区 2008—2011 年所有产检孕妇的中孕期系统胎儿超声检查的结果进行前瞻性研究，对其中具有超声软指标的病例进行追踪随访，结果显示，应结合既往胎儿染色体非整倍体筛查结果对超声软指标者进行个化分析，应随访胎儿生长情况、胎盘功能以及相关脏器的异常情况，做出个性化的综合判断和处理。

综合以往的研究结果，ACOG 在 2020 年关于胎儿染色体异常的筛查的指南中，对于超声筛查的意义再次进行总结。应对 NT 增厚和颈部水囊瘤病例进行详细的遗传咨询并提供产前遗传学检测。该指南对中孕期超声软指标的处理也列出了个性化处理方案。这一指南的发布，对于超声软指标的临床处理策略具有很大的指导意义。

3. cfDNA 检测的意外发现

cfDNA 检测意外发现的发生率为 0.12% ～ 1.03%。原因大致可分为以下三类：①胎儿染色体异常；②局限性胎盘嵌合体（confined placental mosaicism，CPM）；③母体 CNV。荷兰实验室的无创产前检测评估研究对 2527 例 cfDNA 检测高风险而进行诊断性检测的病例结果进行研究，cfDNA 检测的意外发现共41例，占全部产前诊断的1.6%。其中胎儿染色体异常10例（24.4%）；胎盘染色体异常22例（53.6%），其中13例合并胎儿先天性异常或者严重的生长受限；母体染色体异常1例（2.4%）；不明原因的7例（17.2%）；有1例失随访（2.4%）。常家祯等对在北京协和医院进行cfDNA检测的25334例的结果进行回顾性分析，意外发现病例共199例，占0.79%，其中141例（0.56%）为性染色体非整倍体高风险，58例（0.23%）为罕见常染色体三体高风险。上述研究结果显示，cfDNA检测的意外发现并不少见，大部分病例都涉及胎儿或胎盘的染色体异常，应对此类病例进行侵入性产前诊断，并重视妊娠结局随访。

综上所述，随着遗传学检测技术的飞速发展，无论是产前筛查还是产前诊断领域，都从传统的细胞遗传学时代进入分子时代，检测的目标疾病也从单一的染色体非整倍体迅速扩展到CNV、单基因变异、UPD等领域，CMA检测已经成为标准遗传学检测。技术的进步极大地改变了对产前筛查和产前诊断的理念的认知，以往的观点被重新评价，有些观点被摈弃。我们强调每个孕妇都可以选择进行侵入性诊断性检测，孕妇年龄不再作为进行产前诊断的指标或依据。在临床实践中，要充分做好对孕妇的检测前和检测后咨询，详细告知侵入性操作的并发症风险，各项遗传学检测技术的性质、检测的目标疾病、局限性、检测周期，由孕妇在知情同意的基础上根据自身意愿自行选择。

第五章

和生育一样，避孕也是人类的永恒话题

安全避孕，远离性传播疾病

意外妊娠是女性生殖健康的一大隐患，也是部分女性不孕和诸多妇科疾病的根源。服用紧急避孕药（事后避孕药）是一种事后补救措施，不能频繁使用，更不能作为常规避孕措施。紧急避孕药容易引发恶心、呕吐等副作用，还可能打乱体内原有的内分泌平衡，一年内使用次数不宜超过两次，每次需间隔半年以上。目前提倡使用短效口服避孕药、安全套、宫内节育器、皮下埋植剂等。短效口服避孕药不仅适用于经产妇女，对未生育的妇女也很适用，此外短效口服避孕药还可有缓解痛经等额外益处。目前使用的短效避孕药非常安全可靠，所含孕激素提取自天然植物，经过高科技加工合成，服用后无需担心体重变化。新一代口服避孕药所含雌激素和孕激素剂量很低，每天都会被排泄和清除，不会残留在体内造成副作用。停药后即可怀孕，对母亲和胎儿均无影响。但患有严重肝病、心脏病、高血压、糖尿病及甲亢等疾病的女性不适合用。另外需要长期避孕的年轻女性还可以选择宫内节育器或皮下埋植剂。放置后可获得更长时间的避孕效果，取出后又不影响怀孕。

目前我国的性传播疾病仍需要大家重视。广义的性传播疾病主要包括重点防治的五种性传播疾病，即梅毒、淋病、尖锐湿疣、生殖器疱疹和生殖道沙眼衣原体感染，另外还有传播途径为性接触的艾滋病等。目前特别是淋病、梅毒的发病率在中国呈上升趋势，由于生理结构的原因，性传播疾病导致的生殖器溃疡会加速艾滋病的传播，而艾滋病毒的感染引起的免疫力下降，也同样会导致患者更易感染其他性传播疾病。初次性生活时间越早，性行为越活跃，面临感染性传播疾病的机会越大。而感染了性传播疾病将对个人产生严重的心理、生理危害，危害生殖健康，甚至威胁生命。尤其青少年，更不应盲目追求所谓的“自由”和“刺激”，而抱憾终身。

梅毒是由苍白（梅毒）螺旋体引起的慢性、系统性性传播疾病。梅毒可分为三期。一期标志性临床特征是硬下疳。好发部位为男女生殖器、肛周，也可见于唇、舌、乳房等处。大多数病人硬下疳为单发、无痛无痒、圆形或椭圆形、边界清晰的溃疡，可自愈。出现硬下疳后 1 ~ 2 周，部分病人出现淋巴结肿大。二期梅毒以梅毒疹为特征，并可伴有全身症状，一般在硬下疳消退后相隔一段无症状期再发生。全身症状可发生在皮疹出现前，如发热、头痛、骨关节酸痛、肝脾肿大、淋巴结肿大。皮疹为多样和反复发生、广泛而对称、不痛不痒、愈后多不留瘢痕。三期梅毒可以出现黏膜、心血管、神经等损害，甚至出现痴呆。

淋病是淋病奈瑟菌引起的以泌尿生殖系统化脓性感染为主要表现的性传播疾病。淋菌离开人体不易生存，多发生于性活跃的青年男女。男性可出现尿道口灼痒、红肿、尿痛，尿道口有少量黏液性分泌物。女性可表现为下腹坠胀、腰酸背痛、白带较多等。可出现尿道炎、宫颈炎、前庭大腺炎、肠炎等，其中以宫颈炎最常见。

尖锐湿疣是由人类乳头瘤病毒所致的以肛门、生殖器部位增生性损害为主要表现的性传播疾病。损害初期为细小淡红色丘疹，以后逐渐增大增多，肿物表面凹凸不平，呈乳头样、鸡冠状或菜花样突起。红色或污灰色。根部常有蒂，且易发生糜烂渗液，触之易出血。皮损裂缝间常有脓性分泌物，感染时可有恶臭。本病常无自觉症状，部分病人可出现异物感、痛、痒感或性交痛。直肠内尖锐湿疣可发生疼痛、便血、里急后重感。

生殖器疱疹是由单纯疱疹病毒引起的性传播疾病。可分为原发性生殖器疱疹和非原发的初发生殖器疱疹。第一次感染生殖器疱疹而出现症状者为原发性生殖器疱疹。其病情相对严重。而部分病人既往有过Ⅰ型单纯疱疹病毒感染（主要为口唇或颜面疱疹）又再次感染Ⅱ型单纯疱疹病毒而出现生殖器疱疹的初次发作，为非原发的初发生殖器疱疹，其病情相对较轻。患者外生殖器或肛门周围可出现群簇或散在的小水疱，2 ~ 4天后破溃形成糜烂或溃疡，自觉疼痛。腹股沟淋巴结常肿大，有压痛。患者还可出现发热、头痛、乏力等全身症状。

生殖道沙眼衣原体感染是指由沙眼衣原体引起的以泌尿生殖道部位炎症为主要表现的性传播疾病。生殖道沙眼衣原体感染的临床表现特征多是慢性病程。很多感染者无明显临床表现，但有可能引起严重的后遗症。男性可表现为尿道炎、附睾炎、前列腺炎等。女性主要发生宫颈炎和尿道炎。衣原体宫颈感染如不治疗，可向上发展发生盆腔炎。表现有下腹痛、性交痛等，长期持续的感染可导致不育、宫外孕和长期慢性下腹痛等。

艾滋病是一种危害性极大的传染病，由艾滋病病毒引起，它是一种能攻击人体免疫系统的病毒。将人体免疫系统中最重要的 CD4T 淋巴细胞作为主要攻击目标，大量破坏该细胞，使人体丧失免疫功能。因此，人体易于感染各种疾病，并发生恶性肿瘤，病死率较高。

避孕套是一种可以在性交过程中使用的屏障类避孕工具，分为女用避孕套和男用避孕套两种，后者更为常用。在正确使用的情况下，避孕套具有预防性传播疾病和避孕的双重作用。目前大多数男性都会选择使用乳胶材质的避孕套，但如果使用者对乳胶过敏，则可以选择使用塑料材质（聚氨酯或聚异戊二烯）的避孕套。在完全正确使用避孕套的前提下，无论是男用避孕套还是女用避孕套，理论上都可以达到有效率约 95% 以上的避孕效果。男性应在性交前把男用避孕套带在勃起的阴茎上，其避孕原理是阻隔精液进入阴道内。男性可以提前练习，这样在真正需要时更容易正确地佩戴，减少避孕套破损的风险。使用前应首先明确避孕套是否在保质期内、有无破损。沿锯齿撕开包装取出安全套后，要先明确正反面，小气泡凸起和边缘环可以帮助确定正反，有凸起的一面和边缘环都应当露在外面。如果不小心将避孕套戴反了，需要换一个新的使用。佩戴时要捏紧避孕套前端的小泡，去除其中的空气，将其放在阴茎头上。如果使用者没有割除包皮，需先将包皮往后拉一点，然后再将避孕套放在阴茎头上。然后用右手捏住小泡，左手将避孕套轻轻展开并套至阴茎末端，这个过程需要动作轻柔。射精后，当阴茎尚处于勃起状态时，需要握紧避孕套的边缘，小心地将阴茎从伴侣的阴道中抽出，避免精液外溢。安全套基本没有什么副作用，而且肩负避孕和防病的双重任务，但是它仍然不能100%的预防性病。因此，洁身自好、杜绝不洁性交，才是远离性病的最好方法！

有一种温暖叫“流产后关爱”

一、我国人工流产的现状

人生有规划，生育有计划，合理安排生育能够造就和谐幸福的家庭。我们希望世界上每一个孩子的出生都是父母期盼的，有计划的出生。但是，下面的数字却让人震惊：2019 年全球人工流产 4800 万例，我国达到 976 万例，占全世界的 20.3%，其中从未生育过的女性占 49.7%，重复流产率 55.9%。以上形成了我国人工流产“三高”的特点：总数高、未育比例高和重复流产比例高。这三个特点严重损害到我国女性的生育力，降低了生殖健康水平，并且损害女性身心健康。调查数据显示，造成这种状况的原因也是三个：年轻育龄人群对生育要有计划的认识不足，对避孕方法的认识存有误区，我国的流产后关爱（Post Abortion Care，PAC）开展得不够全面，这也是最关键的一点。

二、什么是流产后关爱

意外妊娠与人工流产是全球性的问题。2009 年，中华医学会计划生育学分会发起“科学避孕，远离人流”的倡议书，又发布了《流产后计划生育服务指南》，为医疗系统实践提供了规范化的标准和参照。

如果说提倡科学避孕是“未雨绸缪”，那么流产后关爱就是“亡羊补牢”。万一避孕失败，发生意外妊娠，流产后关爱可以降低手术损伤、保护生育力和避免再次意外妊娠。流产后关爱，将给育龄女性带来一股暖流。

流产后关爱有五大目的。第一，提高服务对象及其配偶（伴侣）、亲属预防非意愿妊娠的意识和能力；第二，提高服务对象流产术后即时使用高效、长效、可逆避孕方法，避免非意愿妊娠；第三，降低服务对象流产术后 1 年内重复人工流产率，这也是流产后关爱工作最主要的考核指标；第四，通过规范开展流产后关爱，进一步完善计划生育服务的工作内涵，建立长效机制，不断提高和优化计划生育技术服务水平；第五，促进计划妊娠，这也是当前工作的重点。

三、流产后关爱的 4 个步骤

首先做避孕知识宣教，这是流产后关爱行动中的关键第一步。避孕是生殖健康的一个重要概念，也是全面性教育的一个重要学习内容。也许人们对避孕的理解有些狭窄，只是想到性生活后避免怀孕，并没有意识到其在保护女性生殖健康方面起到的重要作用。我国女性对避孕知识的掌握和应用存在着许多空白、误区和问题，例如避孕方法使用现状不容乐观、滥用紧急避孕药、排斥短效口服避孕药，以及不了解长效可逆避孕措施等。正确的科学的避孕知识宣教是专业人员和社会工作者长期的责任。

第二个步骤是讲解人工流产的危害，要让“没有无伤害的人工流产”观念深入人心。多次人流是无形的杀手，它能对子宫造成伤害，导致子宫内膜变薄和宫腔粘连、输卵管狭窄和梗阻等发生，悄无声息之间把女性的生育能力破坏殆尽，带来的是不孕不育、月经异常、痛经等疾病。

第三步骤，也是关爱的核心，就是要规范、精准且低损伤性地实施人工流产手术要从人工流产手术当中就注重保护生育力。按照中华医学会计划生育学分会制定的《计划生育手术操作指南》，术前完善超声、阴道分泌物和血液检查，由具备无痛人工流产手术资质的妇产科医生和具备无痛人工流产麻醉资质的麻醉科医生实施手术。术中采用超声或宫腔可视设备监视，术后立即落实避孕措施，规范应用抗生素预防感染。对于子宫内膜损伤高风险人群，包括人工流产次数不低于 2 次，稽留流产、感染性流产和不全流产，以及宫腔有过损伤或手术史的妇女，从手术当天开始子宫内膜修复治疗。具体方法包括口服或外用雌激素，口服复方短效避孕药和中药等。

第四个步骤，也是需要坚持和耐心的步骤，就是术后复诊。实施人工流产术后 1 个月，针对服务对象进行首次随访，开展一对一咨询，了解服务对象流产后身体及月经恢复情况，处理手术并发症，评估避孕方法的使用情况，补充提供免费避孕药具。根据服务对象后续的生育计划，开展孕期咨询、优生优育知识宣教。当出现影响计划妊娠的并发症时，积极提供治疗。

人生有规划，生育有计划

一、夫妇制定家庭计划

结婚后，育龄夫妇面临的重大规划之一即家庭计划，通过综合考虑个人年龄、身体状态、家庭人员以及工作规划等，制定合适的生育计划和生育间隔。在各方面条件适当的情况下，建议适龄生育。女性生育的最佳年龄为 25 ~ 30 岁。月经规律代表可以排卵好，可以怀孕。但是，年龄过小时，女性的心理年龄还不够成熟，心理上还是个女孩，工作、生活可能还没有稳定。一般 25 ~ 30 岁时，生理和心理都足够成熟，出现糖尿病、高血压、高血脂等合并症的可能性很小，身体处于代谢比较旺盛的状态，相对容易也适合受孕；此时卵子的质量好，出现流产和染色体畸形的风险也小；并且工作和家庭生活都趋于稳定，有利于养育孩子。而女性身体 30 岁以后开始下滑，35 岁以后卵子质量下降，受孕能力下降，生育属于高龄产妇，胎儿异常的风险增加，孕妇合并症（妊娠高血压、妊娠糖尿病等）和并发症（产后出血等）也明显增加。因此，建议育龄夫妇尽早实施家庭计划。

二、选择合适避孕措施

育龄夫妇如果暂时无生育计划，需要选择合适的避孕措施。避孕方法选择主要取决于计划生育的间隔。如果选择 3 ~ 5 年以后妊娠，推荐选择长效可逆避孕措施。如果 3 年内妊娠，可以选择避孕药、避孕套等避孕，优选高效避孕方法（雌孕激素复方避孕药物）；如果选择使用避孕套时，推荐每次都使用，能增加避孕效果。

育龄夫妇还可能面临以下情况，需要针对性的选择避孕措施：

- 流产后：流产后 2 周即可能恢复排卵，因此推荐在流产时或流产后积极落实避孕方法。流产后避孕方法选择主要取决于计划下次妊娠的间隔。其中，针对胚胎停育后有强烈生育意愿的女性，通常建议避孕 3 ~ 6 个月，充分评估后再计划妊娠。流产后一个月禁性生活，此后的避孕措施选择根据计划下次妊娠的间隔。

- 产后：有研究发现未泌乳产妇首次排卵平均为产后45～94日，最早为产后25日；而且约有40%～50%的女性不进行产后复查，且在常规产后6周复查前，40%～57%的女性已发生无保护措施的性生活。此外，文献还报道在产后6个月内，有10%的闭经女性出现排卵。纯母乳喂养时也有1%～5%的闭经女性出现排卵。这些都提示产后及时避孕的重要性。产后避孕方法选择需要考虑排卵恢复、静脉血栓风险以及对泌乳的影响。产后是静脉血栓栓塞症高风险时期，血栓风险在产后21天最高，之后下降，产后4个月降至基线。而雌激素避孕药会增加静脉血栓发生的风险，还可能影响糖代谢，发生糖耐量减退，并且对乳汁质量和分泌量可能有影响，药物可以经过乳汁被婴儿吸收。因此，对于哺乳女性，纯孕激素注射避孕药应延迟到产后6周，雌－孕激素复方避孕药应延迟到产后6个月再使用。产后6个月内，同时纯母乳喂养和闭经时，避孕效果可达98%的有效率。但是，这三个条件不容易同时满足，因此，哺乳期避孕容易失败。如果已经完成生育任务或3～5年后再生育，可以选择产时、顺产后6周或剖宫产半年后选择长效可逆避孕措施。如果准备18个月～3年内再孕，可以选择每次都使用避孕套或停止哺乳后使用复方激素避孕措施。

● 合并症人群避孕：各种合并症如心脏病、糖尿病、高血压、子宫肌瘤等可能会影响到避孕方法的选择。因此，建议此类女性就诊计划生育门诊，充分了解各种避孕方法的特点，再根据自身特点在专业医生的指导下选择合适的避孕方法。当疾病轻、需要使用避孕药物治疗某些疾病如痛经、月经量增多时，建议和专科医生探讨使用激素避孕药物的益处是否大于可能存在潜在风险，再决定是否使用。

三、保持合理生育间隔

生育间隔即妊娠间期，指活产至下次受孕的间隔时间，间隔时间短可能造成母亲、围生期和婴儿结局不良。世界卫生组织建议妊娠间期应至少为 24 个月。夫妇孕前准备要点有：

1. 孕前检查

● 女性检查：一般体检（血尿常规、肝肾功能、肝炎、梅毒、艾滋病筛查等），了解身体状况和有无传染病。妇科体检（宫颈癌筛查、子宫双附件超声），了解有无宫颈病变、子宫肌瘤或卵巢囊肿，评估是否影响妊娠；优生检查：甲状腺功能检查，是否存在甲亢（甲状腺功能亢进）或者甲低（甲状腺功能低下），因为如果存在，可能引起流产或者新生儿甲状腺疾病；

特殊病原体的检查：弓形虫、风疹病毒、巨细胞病毒及单纯疱疹病毒的检查。这些特殊的病原体是引起胎儿宫内感染，造成新生儿出生缺陷的重要原因。

对于35岁以上的高龄女性可以检查性激素和抗缪勒氏管激素水平，了解卵巢储备功能，决定是否需要更积极的辅助生育（如监测排卵等）。

- 男性检查：一般检查（血尿常规、肝肾功能、肝炎、梅毒、艾滋病筛查等）；生育力检查：精液分析，可婚检时查，也可试孕半年未孕时检查。

2. 心理调整

需要调整夫妇双方的心理，尽量让身心达到最佳状态。有研究发现，有心理准备的孕妇和没有心理准备的孕妇比较，前期的孕期会更顺利，更有利于胎儿的健康成长。掌握一些孕育知识，了解妊娠的一些常见生理现象，如早孕反应、孕吐、胎动、孕晚期水肿等。一旦出现这些现象，能够泰然处之，可以避免不必要的紧张和恐慌。同时，保持乐观的心态。怀孕是个正常的生理过程，是个喜事。

3. 内外科合并症评估

各种内外科合并症以及伴随用药，建议请相应专科进行评估，在病情稳定，尽量不用药或使用孕妇可以使用的药物的情况下再计划妊娠。孕期产科和相应专科共同管理。

4. 生活规律

生活规律，不熬夜；饮食科学，不挑食，不偏食，适当锻炼和户外活动，有利于血液循环，有利于放松心态。

精准人流　保护生育力

怀孕 12 周以内的妊娠终止都被称为人工流产术，这里包括手术流产（电吸人流术和钳刮术）和药物流产（米非司酮联合米索前列醇）。无论什么原因怀孕却无法继续的情况，都需要人工干预，这种干预是反自然规律的，所以无论从身体的角度，还是从心理的角度，都对女性存在着这样或那样的伤害，很多人在流产前后都经历过自责、焦虑、抑郁等心理不适。人流术时可能发生漏吸、子宫穿孔、宫颈损伤、流产不全，远期可导致宫腔粘连、子宫内膜异位症，甚至影响到以后的怀孕，继发不孕，孕期发生前置胎盘、胎盘植入。医生的职责就是指导女性以最低的代价终止妊娠，保留生育的能力，降低再生育的并发症。

一、聊聊胚胎生长的环境——子宫

子宫是胚胎生长的场所，分为胚胎着床的内膜层和远离胚胎的子宫肌层，内膜层又有功能层和基底层之分，功能层承担着多种功能，随卵巢激素变化，发生着月经周期和孕期的变化，其承载着女性月经和生儿育女的使命，每月功能层内膜长厚了又剥脱，所以受损后有复原的能力。基底层是介于功能层内膜和肌层之间的结构，更像个安静的护卫者，屹立其间，不然内外的两层组织见面，可能导致内膜异位入肌层，此后痛经缠身。基底层一旦损伤了绝无复原可能。肌层在最外围，弹性十足，护卫着胚胎的成长。精子和卵子结合后 1 周左右来到子宫着床处，在功能层内膜生根，为自己构建血管床，让内膜蜕变成为“蜕膜”，蜕膜更肥厚而有利于胚胎的后期发育。滋养细胞是胚胎着床于子宫的工程队，人类神奇的生物学特点让这个驻扎工程止于基底层，而不会来到肌层，一切都是和谐的自然过程。另外在子宫通往阴道的路上有一个把门的结构——宫颈，这个把门的控制着胎儿娩出的出口，不到生之时绝不松口，一旦失职就意味着流产或早产。

二、说说人工流产术

当女性选择了人工流产，就好比把一颗已经扎根于功能层的小树苗拔出。孕龄越长，“树苗”的根系发育得越丰腴且深入。流产手术中医生使用的是吸管，利用负压将“小树”连根吸出来，这个就叫作电吸人流术。而所谓钳夹术是指随着孕龄的增加，到 10 周左右胚胎的肢体已经形成，负压已经无法正常工作，需要先用钳子将胚胎分次钳出，再用负压操作，其操作难度增大，而相应的子宫损伤机会也倍增。理想的手术效果是就拔出“小树”不伤周围的“土壤”，但目前没有任何技术可以做到这一点，因为医生“看不到”根在哪个层面，所以为了不留根，必须将土都吸去大半。

那么药物流产又是怎么回事呢？开始的两天医生会给予患者米非司酮，这个药物主要是让“小树”失去孕激素的营养，让根松动。第三天医生会给予患者米所前列醇，是为了诱导子宫肌层收缩，通过由内向外的作用掀翻“小树”，将它排挤到子宫外面，它还有松弛宫颈的作用，一紧一松就将孕囊排出子宫了。

三、保护生育力，从人工流产手术中开始

讲了人工流产术的过程后，一定要提出非必要不人流的倡议，因为人流相关的损伤并不是通过医生的仔细小心或是经验丰富就可以避免的。而当人工流产术是一个必选项时，有没有什么注意事项可以尽可能保护生育力呢？从医生的角度提出以下几点建议：

● 选择合适的人工流产术时间。7 周内的妊娠，一旦超声明确宫内正常位置的妊娠，药物流产也是很好的选择。坊间传言人流手术越早做越好，其实非也。假如孕囊直径小于 1 厘米，这个时候负压可能会错过小孕囊，甚至超声所谓的小孕囊压根就是假象。合适的进行电吸流产术的孕囊直径 2 厘米左右。同样电吸人流术也并非孕龄越大越好，建议控制在 10 周以内。因为孕龄越长小树的根扎得越牢，胚胎长出了软的肢体，就需要更大的负压才能将胚胎吸出，而子宫内膜就更面临着被损伤的风险。所以 10 周以上的早期流产建议采用米非司酮配合米索前列醇的药物流产。

● 选择有资质且合格的医院，完备术前检查，特别是要处理好阴道炎症，不要贪图快，当天来当天做的人流术仅仅适合那些

没有炎症的患者。术前未控制的炎症往往会在术后成为万罪之源，在手术过程中，经阴道通向子宫和输卵管的通道被打开，趁虚而入的病菌一路畅通落在内生殖道上，引起术后子宫内膜炎、输卵管炎、盆腔炎，可能会导致急慢性腹痛、宫腔和盆腔粘连，最终导致不孕症。此外，术后的预防性抗炎症治疗也是需要的。

- 没有无伤害的人流。人们似乎觉得随着手段的升级，无并发症人流可以越来越近，甚至以为人流术从此就安全了。但无论是超声引导手术、宫腔镜引导手术还是可视微管手术，都会在一片血泊中通过负压的吸引将孕囊像一棵树一样拔走，无法完全保证不留下些许根系，同样也无法保证不损伤周围的内膜，功能层必定受损，而基底层与功能层间并没有可以识别的界限，估计连神都无法做到不损伤且无残留。随着人流手术辅佐手段的更新，医生寄希望于消除多见的并发症，比如手术残留，但越来越多的证据提示滋养细胞侵蚀的能力越强，术后发生残留的越多，而现在学术界将它定义为早期绒毛植入。简而言之就是此胎注定就是扎根牢固之命，假如有幸足月分娩，也难逃胎盘植入之命运。遇到此种情况，现有的辅佐手段也断不能判断。

- 重视术前宫颈预处理。要将负压吸管插入子宫就必须通过宫颈，而在正常妊娠的状态下，宫颈是紧紧关闭着的。所以在进入手术室前医生会在阴道内放置软化宫颈的药物（如米索前列醇）、卡云栓或者机械性扩张棒，这一步至关重要，除了可以让手术快速顺利完成外，也避免硬性扩张所导致的宫颈损伤。这种损伤可能在以后的妊娠中引起宫颈的提前开放，导致流产或者早产，这就是医生所说的“宫颈机能不全”。

- 人流术后子宫内膜修复。务必在术前和手术医生探讨预防宫腔粘连的方法。现在有很多手术后宫腔的保护方法，包括在宫腔内注射防粘连物质、口服低剂量雌激素、口服短效口服避孕药等方式，选择一种合适自己的方法，亡羊补牢总还是有一点用的。

作为女性，珍爱生命，控制生育时机，做到“生育自由”，是区别于男性的权利之一。而维护此权利的唯一利器就是避孕，根据自身的情况选其一，来一场想生就生的人生。

流产后宫腔环境的修复

一、什么是宫腔粘连?

宫腔粘连是宫腔内形成的纤维组织条带，轻者表现为菲薄条索样组织，重者宫腔完全闭塞。宫腔粘连可引起继发不孕、复发性流产、月经量少或闭经、周期性下腹痛。伴有不孕和闭经的宫腔粘连也称为阿谢曼综合征。

超声检查表现为闭经后子宫内膜很薄。虽然超声检查可以提示宫腔粘连，但不能确诊。

二、流产与宫腔粘连有什么关系?

普遍认为，宫腔粘连是子宫内膜基底层受损所致。产后或流产后基底层最易受损。除物理损伤外，有研究发现，患阿谢曼综合征女性的子宫内膜组织中血管内皮生长因子（VEGF）

下调。子宫内膜基底层损伤后，子宫腔内组织表面发生融合，形成粘连。

三、哪些情况容易造成宫腔粘连？

有研究发现，妊娠似乎是独立于宫内手术的宫腔粘连的危险因素。妊娠后易发生宫腔粘连的可能原因包括：产后或流产后伴随的低雌激素状态或妊娠后生理改变使基底层更易受损伤。子宫肌瘤剔除术、反复行人工流产、刮宫术等宫腔操作也是宫腔粘连的危险因素。女性患有慢性子宫内膜炎、生殖系统结核也会发生宫腔粘连，而且这些情况下常为重度宫腔粘连，患者常出现闭经或周期性下腹痛。宫缩乏力性产后出血的止血方法之一是子宫压迫缝合。接受子宫压迫缝合的女性，有报道大约 1/5 发生不同程度的宫腔粘连。

四、如何预防宫腔粘连？

除了避免宫内手术或宫内感染以外，目前尚没有彻底预防宫腔粘连的方法。因此，避免非意愿妊娠进而避免随之而来的人工流产手术对预防宫腔粘连的发生具有重要意义。

理论上，各种宫腔操作中尽量避免损伤子宫内膜基底层可以避免宫腔粘连的发生。但是在实际操作中，由于子宫内膜基底层并非肉眼或影像学检查可见的解剖标志，手术中要做到不损伤基底层很难有客观指标参照。宫腔操作时，在达到手术目的同时尽量缩小手术范围，似乎可以降低宫腔粘连的发生率。在宫腔操作后使用防粘连屏障，也可以降低宫腔粘连的风险。

五、如何治疗宫腔粘连？

有症状的宫腔粘连，如不愿手术或不能进行手术治疗，可以选用期待疗法。有研究报道，选择期待疗法随访7年的患者，妊娠率为45.5%。

有症状的宫腔粘连的标准治疗方法是进行宫腔镜下粘连松解术。手术的目的是尽量恢复宫腔的大小和形状，尽力恢复子宫内膜功能和生育力。手术应由经验丰富的宫腔镜医生实施。

六、如何预防粘连复发？

目前尚没有宫腔粘连松解术后预防复发的最佳术后管理方法。目前常用的方法包括：术后服用雌孕激素、宫腔内放置导尿管或宫腔支架、使用防粘连药物、使用抗生素预防感染、重复宫腔镜检查、随诊观察等。

其他预防粘连复发的方法包括：服用改善子宫内膜血流的药物、子宫内羊膜移植和干细胞治疗，但这些治疗目前仅限于临床研究。

反复流产，为什么总是我

一、什么叫反复流产?

反复流产即复发性流产，对它的定义各不相同，欧洲人类生殖与胚胎学会于 2017 年发布的共识提出：复发性妊娠丢失指 2 次或 2 次以上妊娠丢失。确诊妊娠的方法是检测血清或尿人绒毛膜促性腺激素水平；复发性妊娠丢失包括生化妊娠和治疗的未知部位妊娠，但不包括已确诊的异位妊娠和葡萄胎妊娠。

二、需要做哪些检查查找病因?

复发性流产的一般病因分类包括解剖因素、免疫因素、遗传因素、内分泌因素、感染、易栓症及环境因素。

获得性和先天性子宫异常，如子宫畸形、子宫纵隔、子宫肌瘤、子宫内膜息肉、宫腔粘连等可以通过临床表现和盆腔超声检查进行评估，也可以进行宫腔镜检查进一步明确诊断，并进行治疗。

妊娠中期复发性妊娠丢失应根据病史和诊断性检查评估有无宫颈机能不全。

抗磷脂综合征是唯一一个将妊娠丢失纳入一个诊断标准的免疫性疾病。复发性流产的女性应做相关检查，诊断或除外抗磷脂综合征。

检查血糖水平、性激素激素水平、胰岛素水平、甲状腺激素水平，评价有无糖尿病、多囊卵巢综合征和甲状腺疾病。

胚胎遗传学检查和夫妻双方遗传学检查可以帮助发现遗传因素引起的复发性流产。

评估有无支原体、衣原体、TORCH 等引起妊娠丢失的病原体感染。

应做易栓症相关检查。

评估工作和生活环境中有无引起流产的物理、生物和化学物质。

三、如何选择治疗方法？

如上文所述，复发性流产的原因众多而复杂，所以也应针对不同病因采取不同的治疗方法，有时需要多学科医生共同诊治。

对于不能明原因的复发性流产，应先使用风险较低、操作简单和较廉价的干预措施，如果不成功，再转向风险较高、更复杂和更昂贵的方案。

剖宫产术后瘢痕妊娠

一、一胎剖宫产，二胎一定会大出血吗？

“一孩时代”过高的剖宫产率，导致了妇女再次怀孕后，面临剖宫产瘢痕妊娠的风险。如今随着生育政策的调整，剖宫产瘢痕妊娠的问题变得突出了。

有剖宫产史的女性，子宫切口处肌层会形成瘢痕，黏膜层有微小裂隙，就是大家所熟知的“剖宫产瘢痕憩室”。再次怀孕时，如果胚胎刚好在子宫瘢痕憩室处着床，就会像一颗种子那样沿着裂隙向肌层内生长，早孕期贸然做人工流产可出现子宫破裂和大出血；继续妊娠则会成为“凶险型前置胎盘”，出现孕产妇大出血甚至死亡。所以说，一胎剖宫产，二胎如果是“瘢痕妊娠”就会发生大出血。

最初大家不知道有这样一种“剖宫产瘢痕妊娠”的病。1994 年北京协和医院发现了第一例剖宫产后早孕做人工流产时大出血的患者。一个简单的人工流产手术，竟然出了 1500 毫升血，直至休克，经过抢救后患者平安；直到 2002 年 8 年间才一共发现 4 例，2003 年，北京协和医院在国内首次报道了剖宫产瘢痕妊娠，把它定义为“罕见病”。以后随着剖宫产率的增加和广大医务工作者对这个疾病认识的提高，剖宫产瘢痕妊娠的病例越来越多。从最早的两三年才发现 1 例，到后来一年就能发现三四例，现在已经成为一种“常见病”，也被称为是一种“剖宫产的远期并发症”。

二、剖宫产瘢痕妊娠：做过剖宫产妇女的梦魇

从人类繁衍和崇尚自然的角度，阴道分娩被认为是顺理成章、对母婴更有利的分娩方式，而剖宫产是解决难产和特殊情况下保证母婴安全的“非寻常”医疗手段，不能作为常规的分娩方式。剖宫产指征放宽造成中国的剖宫产率一路攀升。这既是医患纠纷、高龄产妇和各种合并症压力下对母婴安全高度重视的结果，也有对分娩疼痛的恐惧的影响。甚至出现一个剖宫产指征叫作“社会因素”，就是没有医疗指征，因为孕妇怕疼、封建迷信要选择孩子出生的时辰等，孕妇坚持要求做剖宫产。在多种因素的助力下，2015 年的我国总剖宫产率高达 46.5%，

部分地区甚至高达 70% ~ 80%，大大超出世界卫生组织的警戒线。剖宫产瘢痕妊娠专属于有剖宫产史妇女。按照全国每年出生人数和剖宫产率计算，我国有剖宫产史妇女数量惊人，无论是剖宫产后多久怀孕，每一次都将面临大约 1/2000 的剖宫产瘢痕妊娠可能。

三、孕中期的剖宫产瘢痕妊娠："二孩时代"的新难题

"二孩"政策实施前，有剖宫产史的妇女怀孕后一般都在早孕期做人工流产，对剖宫产瘢痕妊娠的研究一般都是在妊娠 12 周之内，采取从剖宫产后宣传长效可逆避孕，避免意外妊娠——孕前检查剖宫产瘢痕愈合情况——早孕期超声检查胚胎着床位置——个体化选择治疗方式的全面闭环管理，基本保证患者既保留子宫，也大大降低大出血风险。"二孩"政策出台后，以往过高的剖宫产率显露出更大的危险性和复杂性。有些人怀孕就是要把孩子生下来，所以来就诊的时间比较晚；况且许多人误以为早孕期做 B 超的辐射对胎儿不好，在 12 周以后甚至 16 周才来做 B 超，这时已经是中孕期，即使发现了剖宫产瘢痕妊娠，也错过了早孕期的最佳治疗时段。剖宫产瘢痕妊娠到中期后表现为前置胎盘和并胎盘植入，也称为凶险型前置

胎盘。中孕期胎盘面积大，血运非常丰富，即使做了子宫动脉栓塞，也很难拴住所有供血动脉，大出血风险大大高于早孕期手术。

剖宫产瘢痕妊娠的发生与剖宫产瘢痕憩室有一定关系。现在有一种手术叫作“剖宫产瘢痕憩室修补术”，可以开腹做，也可以通过微创手术做，许多人相信这种手术可以预防瘢痕妊娠而且可以避免子宫破裂，但是令大家非常失望的是，没有强有力的证据来证明这些作用。目前，剖宫产瘢痕憩室修补多用于憩室过大，瘢痕处肌层菲薄，无法承受再次妊娠时子宫增大时的压力，有子宫破裂的危险的情况。还有就是改善淋漓出血症状。

既然没有明确的预防办法，早诊早治就成为剖宫产瘢痕妊娠防治工作的关键。我们只要记住，有剖宫产史的女性，一旦发现怀孕，在妊娠 6 ~ 7 周时一定要做阴道超声，明确胚胎着床位置与子宫前壁剖宫产瘢痕的关系，及早鉴别出瘢痕妊娠。超声科医生要对剖宫产瘢痕妊娠时刻保持警惕。

健康的生育理念里一个重要的内容就是顺应自然，提倡阴道分娩。如果从源头算起，没有剖宫产就没有剖宫产瘢痕妊娠。虽然禁止剖宫产是不现实的，但是降低剖宫产率却是完全可以做到的。全面“二孩”政策实施后，加之推行无痛分娩，孕妇对剖宫产妊娠的认识更客观，主动选择阴道分娩的比例明细增加，一个非常可喜的现象就是，剖宫产率开始下降了。

相信经过我们的努力，若干年后，剖宫产瘢痕妊娠还会回归到罕见病——就像它当初出现时那样，留存在人类漫长的生育史中。

第六章

妇科肿瘤是否是生殖杀手

常见妇科良性肿瘤——子宫肌瘤的故事

妇产与生殖健康最常见的良性疾病便是子宫肌瘤，这种可以困扰妇女全生命周期的疾病和生殖健康有哪些关系呢？

一、育龄期女性子宫肌瘤发生的病因可能是什么？

子宫肌瘤是女性生殖系统中最常见的良性肿瘤，育龄期妇女的发生率为 20% ~ 30%，亦有报道发生率达 70%，50 岁女性高达 80%，黑人女性的发生率高达 90%，这些女性大约 20% ~ 50% 需要接受治疗。子宫肌瘤是多发病、常见病，目前确切病因尚未明了。高危因素为年龄大于 40 岁、初潮年龄小、未生育、晚育、高血压、肥胖、多囊卵巢综合征、激素补充治疗、黑色人种及子宫肌瘤家族史等，饮食习惯（牛肉、其他红肉类或火腿，饮酒尤其啤酒）也与子宫肌瘤的发病风险增加密切相关；足月妊娠、多次妊娠、低龄生产、糖尿病、使用激素类避孕药、饮食习惯（绿色蔬菜、水果或乳制品），子宫肌瘤发生率降低。子宫肌瘤的发病机制可能与遗传易感性、性激素水平和生长因子有关。

二、什么类型的子宫肌瘤会对育龄女性生育产生影响？

在女性生殖系统中子宫肌瘤是最常见一种的良性肿瘤。不孕女性有 5% ~ 10% 合并子宫肌瘤，2% ~ 5% 女性不孕的唯一原因可能是子宫肌瘤。

子宫肌瘤在早期可无明显症状。患者症状与肌瘤的部位、生长速度及肌瘤变性有密切关系。月经改变常见于 0 型 ~ Ⅲ型，表现为月经增多、经期延长、淋漓出血及月经周期缩短，发生继发性贫血；也可出现阴道分泌物增多或阴道排液。肌瘤较大时，可能扪及腹部包块，膀胱、直肠或输尿管等出现相应的压迫症状。黏膜下肌瘤可引起痛经，浆膜下肌瘤蒂扭转可出现急腹痛，肌瘤红色变性时可出现腹痛伴发热。子宫肌瘤可影响宫腔形态、阻塞输卵管开口或压迫输卵管使之扭曲变形等，均可能导致继发不孕。

哪些类型的子宫肌瘤可能会影响生育呢？一般认为浆膜下肌瘤对生育无明显影响，黏膜下肌瘤对生育有不利影响。

一些研究发现，黏膜下肌瘤可明显降低接受辅助生殖技术患者的临床妊娠率、植入率及活产率并且增加流产率。过去认为不影响宫腔形态的肌壁间肌瘤对生育影响小，肌壁间肌瘤并不影响辅助生殖技术的妊娠率、植入率和活产率。近期一些研究发现，肌壁间肌瘤对生育的影响取决于对宫腔及内膜的影响，影响宫腔形态的肌壁间肌瘤会降低接受辅助生殖技术患者的临床妊娠率及活产率，并且增加流产率。然而亦有研究发现，不影响宫腔形态的肌壁间肌瘤也会降低体外受精（IVF）临床妊娠率和活产率。有研究显示，即使肌瘤不影响宫腔形态，如果肌瘤距内膜 <5mm 也可影响辅助生殖技术的结局。有研究表明，接受体外受精或卵泡浆内单精子注射（ICSI）治疗的患者，肌壁间肌瘤直径 >2.85cm 活产率明显降低；累积的证据表明，子宫肌瘤直径 >4cm 从辅助生殖角度似乎更有意义。

子宫肌瘤的大小和数目也对生育有不同程度的影响。不影响宫腔形态的肌瘤，数目 >2 个及肌瘤直径 >30mm 的患者活产率明显降低。

三、子宫肌瘤引起不孕的原因是什么？

子宫肌瘤与不孕的关系尚不十分明确，可能通过以下几种机制影响患者的生育力。

1. 子宫宫腔解剖结构改变

子宫肌瘤可以引起输卵管－卵巢解剖关系改变，影响输卵管伞端的拾卵。子宫肌瘤可以造成宫腔形态改变、宫腔扭曲变形，影响输卵管开口，导致输卵管开口扭曲，甚至阻塞输卵管，从而影响精子与受精卵的输送，同时也可能影响胚胎植入。宫颈部肌瘤可能改变宫颈管形态，阻碍精子进入宫颈管。

2. 子宫收缩异常，内膜蠕动功能异常

子宫肌纤维的正常排列分布与子宫收缩的极性、收缩频率关系密切。子宫肌瘤会影响子宫肌纤维的正常排列，从而引起子宫的异常收缩，对精子、卵子的运输以及受精卵着床等产生一定的干扰。子宫内膜蠕动波具有周期性变化的特点，种植窗口期子宫蠕动波频率会减低，从而利于胚胎着床，子宫肌瘤会造成子宫蠕动频率明显增加，从而使妊娠率显著降低。

3. 影响子宫内膜环境

- 子宫血管异常，影响子宫内膜血流：子宫肌瘤可引起子宫内膜血流分布不均，部分区域肌层及内膜供血不足，可改变子宫内膜环境，从而影响胚胎的着床和发育。研究显示，影响宫腔形态的肌瘤可以引起移植日子宫内膜下血管阻力增加，同时降低着床率和临床妊娠率。

● 慢性子宫内膜炎，影响子宫内膜容受性：子宫肌瘤患者子宫内膜蜕膜化受损，容受性基因表达下调，会产生不利于着床的炎症因子，有利于着床的黏附因子及生长因子减少，从而影响子宫内膜的容受性，影响胚胎植入。研究发现，肌壁间肌瘤会降低 IVF 患者子宫内膜容受性，降低活产率。

● 影响子宫内膜内分泌功能：子宫内膜可分泌多种细胞因子和肽类、脂类物质，子宫肌瘤可干扰局部内环境平衡，影响受孕。子宫肌瘤局部高雌激素环境也可引起腺体增生和息肉形成，不利于胚胎着床。

四、如何诊断子宫肌瘤呢？

一方面要根据临床症状或体征进行诊断。在临床查体时可表现为子宫增大，呈球形或不规则，或与子宫相连的肿块；与肌瘤大小、部位及数目有关。0 型有蒂黏膜下肌瘤可从子宫颈口脱出至阴道。浆膜下肌瘤查体容易误诊为卵巢实性肿物。

影像学检查子宫肌瘤的方法主要包括超声、磁共振成像（MRI）检查，以及计算机体层摄影（CT）检查。腹部及阴道超声和MRI的影像学特征在子宫平滑肌瘤患者的处理上具有重要价值，对于计划施行肌瘤切除术的患者尤为重要。

- 超声检查：超声检查是医生诊断子宫肌瘤的常用方法，具有较高的敏感性和特异性，是筛选及盆腔情况初步评估的首选方法。大部分病例只需超声影像检查即可，但对于多发性小肌瘤（如直径0.5cm以下）的准确定位及计数还存在一定的误差。经阴道超声检查最常用；但对超出盆腔的肿物、肥胖及无性生活女性适用传统的经腹壁超声。超声检查对20%的病例可以给出明确的诊断，59%的病例不能提供确切的诊断信息，因此超声诊断只能给医生和患者提供临床诊断的信息，不能确诊，尤其是患者关心的是不是恶性肿瘤的问题。

- 磁共振成像（MRI）：MRI检查能发现直径0.3cm的肌瘤，对于肌瘤的大小、数量及位置能准确辨别，是超声检查的重要补充手段；但费用高，如果有宫内节育器会影响诊断。MRI对于所有的病例都可明确定位。部分黏膜下子宫肌瘤或经MRI检出得以宫腔镜手术的患者可以避免开腹手术，部分患者可通过 MRI 检查区分子宫平滑肌瘤与附件肿瘤而避免不必要的腹腔镜及剖腹探察。MRI 可区分子宫平滑肌瘤、局限性及弥漫性肌腺症和播散性平滑肌瘤。MRI 检查是发现平滑肌瘤及定位的最准确影像学手段。MRI 还可判断细胞成分含量、变性、坏死以及钙化，对于肉瘤变也能初步诊断，但是也不能明确回答患者关心的是不是恶性肿瘤的问题。MRI 是术前肌瘤定位及术者决定肌瘤切除方案时最有价值的辅助检查手段。

- 计算机体层摄影（CT）：CT 对软组织的分辨能力相对较差，对肌瘤的大小、数目及部位特异性略差，一般不用于子宫肌瘤的常规检查，但能显示有无肿大的淋巴结及肿瘤转移等。

五、为什么子宫肌瘤与妊娠互相影响？

1. 妊娠对子宫肌瘤的影响

妊娠期子宫肌瘤可出现变性或体积变化，其中变性的概率约为 5%，常表现为疼痛。大部分研究显示，妊娠期子宫肌瘤体积无明显变化。但也有学者通过超声测量妊娠期子宫肌瘤体积发现，31.6% 子宫肌瘤体积会在妊娠期增大，增长主要在妊娠期的前 10 周。也有一些研究表明，子宫肌瘤的大小没有显著增加，甚至在妊娠期间变小。

2. 子宫肌瘤对妊娠结局的影响

子宫肌瘤与不良妊娠结局有关。国内外多篇报道显示，黏膜下肌瘤及肌壁间肌瘤的孕妇发生产科并发症的风险增加，可引起流产、胎位异常（如臀位）、早产、胎盘早剥、产后出血等，前置胎盘发生率是正常孕妇的2倍。研究显示，子宫肌瘤可增加剖宫产率，子宫肌瘤直径大于5cm与胎膜早破相关，多发肌瘤可增加人工授精患者早产率及剖宫产率。

六、子宫肌瘤可采用什么方法治疗呢?

如果出现症状，可采用多种方法治疗。目前有人认为，虽然子宫肌瘤较大，但如果没有症状，仍可采用期待处理。治疗方法包括手术治疗和非手术治疗，外科手术治疗是主要的治疗手段，但是治疗的选择要考虑患者年龄、生育要求是否保留，避免扩大性处理。手术治疗方法包括子宫肌瘤剔除（宫腔镜、腹腔镜或开腹），子宫切除（经阴道、腹腔镜或开腹），子宫动脉栓塞（uterine artery embolization，UAE），聚焦超声治疗及其他微无创手术和药物治疗。

七、什么样的肌瘤暂时不需要治疗？

一般情况下，子宫肌瘤生长缓慢，不能预测肌瘤生长以及症状的进展规律。2010 年有研究发现，子宫肌瘤的生长存在很大的差异性并且可以自然退化。因此，对于无症状的子宫肌瘤患者可行观望态度，随诊过程中对肌瘤的大小、形状以及症状的改变进行详细记录，至少每年定期检测。

八、子宫肌瘤药物治疗效果怎么样？

2017 年,《子宫肌瘤的诊治中国专家共识》提出，治疗子宫肌瘤的药物可以分为两大类：一类只改善月经过多，不能缩小肌瘤体积，如口服避孕药、放置缓释孕激素的宫内节育器等。另一类，既可改善贫血症状又能缩小肌瘤体积，如促性腺激素释放激素激动剂（GnRH-a）、选择性孕激素受体调节剂（SPRMs）等。药物对子宫内膜及胚胎着床有一定的影响，因此，对于有生育要求的患者，常用于术前辅助治疗。常用药物为 GnRH-a 及 SPRMs，如醋酸乌利司他（UPA）。

目前药物治疗子宫肌瘤疗效是有限的。由于雌激素在卵泡期可以上调雌激素与孕激素受体，黄体期孕激素可以促进有丝分裂，所有控制子宫出血的激素治疗目的都是调节这两种类固醇激素；作用于受体及基因水平的新型药物可能会提供更有效的治疗方案。针对子宫肌瘤引起的异常子宫出血，可采用左旋炔诺酮宫内释放系统、GnRH-a、SPRMs、口服避孕药、孕激素类药物、丹那唑等方法处理；针对子宫肌瘤引起的压迫症状，可采用选择性孕激素受体调节剂，促性腺激素释放激素类似物等方法处理。GnRH-a 为经美国食品药品管理局批准用于治疗症状性子宫肌瘤的药物。研究显示，用药 3 个月后子宫肌瘤体积可缩小 53%，但停药后肌瘤很快增长。同时，由于大多数患者会出现更年期症状，如潮热和萎缩性阴道炎，以及长期使用后骨矿物质密度（BMD）降低，限制了 GnRH-a 的长期应用。GnRH-a 常用于术前辅助治疗，改善贫血状态，缩小子宫肌瘤体积，以利于微创手术的进行。研究显示，子宫肌瘤直径大于 10cm 的患者，腹腔镜子宫肌瘤剔除手术前使用 GnRH-a 可减少手术时间、减少术中出血，降低术中术后输血风险。宫腔镜子宫黏膜下肌瘤切除术前使用 GnRH-a 可减少手术时间、降低 TURP 综合征的发生可能，降低宫腔镜手术难度。UPA 是一种选择性孕激素受体调节剂，目前已被批准在欧洲和加拿大用于子宫肌瘤治疗。

子宫肌瘤引起的急性出血可采用下列保守治疗方式止血，如雌激素、选择性孕激素受体调节剂、抗纤溶药物、弗雷氏尿管压迫和 / 或宫腔镜手术，有条件的医疗机构可采用子宫动脉栓塞法止血。

九、有生育要求子宫肌瘤患者能否采用子宫动脉栓塞治疗？

UAE 亦称为子宫肌瘤栓塞，一般用于女性绝经前出现子宫肌瘤相关症状且要求保留子宫的一种非手术处理方法，可避免长期药物治疗的副作用以及避免手术。对于绝经后、妊娠期、有生育要求、活动期或未治疗的子宫感染、怀疑子宫肉瘤或附件恶性肿瘤、严重子宫肌腺症、黏膜下肌瘤以及同时采用 GnRHa 治疗为禁忌证。由于文献报道 UAE 治疗后可能影响卵巢储备功能、影响子宫内膜血供，引起宫腔粘连，所以不建议有生育要求的女性选择 UAE 治疗。

十、有生育要求患者采用海扶刀治疗如何？

高强度聚焦超声（俗称 HIFU，海扶刀）是一种新型非侵入性治疗方法，微创，已在临床应用于子宫肌瘤的治疗。原理是将超声源所发出的声能量聚焦于人体的病变组织内，通过机体自身溶解吸收，使肌瘤缩小，从而改善患者临床症状。目前一般用于治疗绝经前无生育要求的子宫肌瘤患者。该方法的优点是可以门诊进行，但是其安全性、肌瘤大小的选择、对于生育的影响以及费用问题仍需进一步探讨。HIFU 治疗后也有妊娠病例的报道，但仅限于病例报道，还不足以证实其对生殖预后的影响，对于有生育要求的患者还应谨慎应用。

研究发现，30% 接受 HIFU 治疗的子宫肌瘤患者 2 年后需接受手术治疗。还发现聚焦超声治疗的子宫肌瘤患者妊娠并发症较多。由于没有病理结果保证，HIFU 治疗有生育要求患者的有效性及安全性缺乏大样本的临床对照研究支持。

十一、子宫肌瘤患者何时考虑手术治疗？

手术是子宫肌瘤最直接、最有效的治疗方法。近年来，腔镜技术的进步大大改善了肌瘤的处理结果。尽管腹腔镜或机器人腹腔镜子宫肌瘤剔除术或子宫切除术普遍开展，但是由于肌瘤的类型、大小差异很大，患者的治疗要求各异，因此，针对不同患者应选择不同的治疗方式、手术路径、手术技巧和有效的术前处理，提高患者术后疗效、生活质量和保持整体内分泌的稳定是临床医师选择治疗方案的重点。目前子宫肌瘤的手术处理分为两种状况：对于完成生育的女性可考虑子宫切除；对于要求保留子宫或有生育要求女性，可考虑子宫肌瘤剔除术。

子宫肌瘤如出现症状（如便秘、尿频、盆腔不适/压迫、子宫不规则出血）和/或继发不孕应考虑手术治疗。《子宫肌瘤的诊治中国专家共识》提出有生育要求女性手术治疗指征：子宫肌瘤合并月经过多或异常出血甚至导致贫血；或压迫泌尿系统、消化系统、神经系统等出现相关症状，经药物治疗无效；子宫肌瘤合并不孕；子宫肌瘤患者准备妊娠时肌瘤直径≥ 4cm 建议剔除。

十二、患有子宫肌瘤女性要求保留子宫或有生育要求时可以采取哪几种手术方法?

随着手术技术的进步，可以有效控制术中出血，伴随麻醉、输血技术和联合应用 GnRH 类似物的发展，肌瘤剔除渐渐成为治疗有症状子宫平滑肌瘤的有效方法。

子宫肌瘤剔除术并非急诊手术，患者有足够的时间做术前准备。患者应该了解、理解为何要施行子宫肌瘤剔除术，从而知道该有什么样的期望，尤为重要的是，患者应被告知术后有可能因为病理结果问题再次行子宫切除术可能。研究结果显示，子宫肌瘤剔除术后患者妊娠率及活产率显著增加，流产率降低。子宫肌瘤剔除术后面临的妊娠安全问题主要是瘢痕子宫、盆腔粘连以及分碎器的使用问题。

子宫肌瘤剔除术手术途径有以下两种情况：

- 经腹手术：包括腹腔镜和开腹两种术式，如开腹子宫肌瘤剔除术（TAM）、腹腔镜下子宫肌瘤剔除术（LM）。

- 经阴道手术：包括宫腔镜和经阴道两种术式，如宫腔镜下子宫肌瘤电切术（TCRM）和阴式子宫肌瘤剔除术（TVM）。

十三、子宫肌瘤患者什么情况下应选择开腹手术？

经腹子宫肌瘤剔除术适用于下述情况：有生育要求、期望保留子宫者；对于肌瘤数目较多、肌瘤直径大（如大于10cm）、特殊部位的肌瘤、盆腔严重粘连手术难度增大或可能增加未来妊娠时子宫破裂风险者宜行开腹手术；对于可能存在不能确定恶性潜能的平滑肌肿瘤甚至平滑肌肉瘤者，肌瘤粉碎过程中可能存在肿瘤播散的风险，应选择开腹手术。

十四、子宫肌瘤患者什么情况下应选择腹腔镜手术？

腹腔镜手术往往被广大患者朋友称为微创手术。对于生长位置如肌壁间和浆膜下的子宫肌瘤，可以采用腹腔镜肌瘤剔除术。

比较发现，不同手术方式各有优劣。腹腔镜手术主要优点是术后疼痛、发热较少出现，住院时间较短。

子宫肌瘤患者腹腔镜手术时，一些手术医师使用腹腔镜电动旋切器粉碎肌瘤，由于术前缺乏有效鉴别子宫肌瘤与肉瘤的方法，电动旋切器粉碎肌瘤可能使隐匿的恶变组织播散，降低患者的生存时限。不建议继续使用肌瘤电动旋切器，医患双方应充分考虑其他治疗方案。若使用，在使用前患者应充分知情并签字。腹腔镜手术前未能发现而术中发现肌瘤组织可疑恶变，建议使用标本袋并在标本袋内粉碎肌瘤以免播散，必要时转开腹手术。

十五、子宫肌瘤患者什么情况下应选择宫腔镜子宫肌瘤切除术？

在过去的 30 年，随着医疗器械和技术的进步，使得子宫黏膜下肌瘤成为宫腔镜手术的最佳适应证，且可以在门诊进行。2016 年，随着宫腔镜电动旋切器的出现，宫腔镜黏膜下肌瘤切除手术更为安全有效。

宫腔镜手术主要适用于 0 ～ 2 型黏膜下肌瘤，近期也有宫腔镜切除 3 型肌瘤的相关报道。手术方案的选择与术者的手术技巧及经验关系很大。对于有生育要求的患者，在宫腔镜手术时尤其要注意子宫内膜的保护，强调包膜内切除。

十六、子宫肌瘤患者选择宫腔镜子宫肌瘤切除术有什么优点？

宫腔镜术后妊娠相关问题引人关注，文献资料表明，宫腔镜肌瘤切除术后能明显改善患者的生育力，流产率明显降低，妊娠率和植入率显著增加。宫腔镜手术不影响盆腔解剖及卵巢功能，可保持浆膜层完整性，不影响患者分娩方式，术后 3 个月即可备孕。

宫腔镜术后影响生育的因素如下：宫腔粘连可引起月经量减少、流产甚至不孕。宫腔镜子宫黏膜下肌瘤切除术后发生宫腔粘连的概率报道不一，一般 10% 左右。宫腔粘连的发生主要与电损伤、内膜损伤有关，尤其是在切除多发黏膜下肌瘤时更易发生。因此，对于有生育要求的女性更应强调子宫内膜的保护。可以通过雌激素、宫内支撑球囊、羊膜移植、生物胶材料等措施预防宫腔粘连的发生。也有研究提倡早期宫腔镜检查二次探查，术后 1 ~ 2 周进行，以预防、早期识别和治疗宫腔粘连。

十七、子宫肌瘤患者选择经阴道剔除术有什么优点？

经阴道手术具有下述诸多优点：经阴道手术通过人体自然穴道进行，能保持腹部皮肤及腹壁组织的完整性。具有减少围手术期并发症，缩短住院时间，减少疼痛，改善生命质量，恢复快，无需昂贵的医疗设备，医疗费用低等特点。对于伴有肥胖、糖尿病、高血压、肺心病等内科合并症，不能耐受开腹或腹腔镜手术的患者是理想术式。对合并盆腔器官脱垂的患者，可同时进行盆底修复手术。近年来亦有经阴道 V-NOTES 子宫肌瘤剔除手术的报道。

十八、子宫肌瘤患者选择子宫肌瘤剔除术后妊娠有何风险？

子宫肌瘤患者选择子宫肌瘤剔除术后妊娠的主要风险是瘢

痕子宫的妊娠安全问题；据统计，子宫肌瘤剔除术后发生妊娠期子宫破裂的风险为 0.76%，腹腔镜与开腹手术后妊娠期子宫破裂风险差异无统计学意义（1.2%，0.4%）。子宫破裂多发生于孕中晚期，与肌瘤创腔缝合不彻底及过度电凝相关。为了降低术后瘢痕子宫破裂风险，术中应保留肌瘤的假包膜，逐层缝合，恢复解剖。避免大功率电凝，减少子宫组织的损伤。同时妊娠间隔时间长短也与子宫破裂密切相关，妊娠间隔时间短，瘢痕愈合不良，子宫破裂的风险相对升高。因此，浆膜下肌瘤剔除后，建议术后避孕 6 个月；肌壁间子宫肌瘤剔除术后，建议避孕 1 年。肌瘤剔除术中进入宫腔者，建议术后避孕 1 ~ 2 年。因此，子宫肌瘤患者选择子宫肌瘤剔除术后妊娠，医生一定要充分告知患者术后瘢痕子宫破裂风险，其他如术后复发、恶变、粘连等并发症亦要充分告知。

十九、子宫肌瘤患者什么情况下应选择子宫切除术?

子宫肌瘤患者子宫切除指征为：出现病变的子宫；药物治疗无效；完成生育。子宫肌瘤是子宫切除最常见的原因，约占 30%。手术路径的选择可根据子宫大小、手术史、相关疾病（如子宫内膜异位症等）以及阴道的手术条件决定。具体选择腹腔镜、经阴道还是开腹手术，取决于术者的手术操作技术和经验，以及患者自身的条件。对于可能存在不能确定恶性潜能的平滑肌肿瘤甚至平滑肌肉瘤者，肌瘤粉碎过程中可能存在肿瘤播散的风险，应选择开腹手术。对于年轻希望保留子宫颈者也可行子宫次全切除术，术前应注意宫颈癌的筛查，该手术方式目前已很少选择。

细说妇科恶性肿瘤如何影响生育力

妇科恶性肿瘤是指发生在女性生殖器官——卵巢、输卵管、子宫体、子宫颈、阴道和外阴的恶性肿瘤。与身体其他部位的恶性肿瘤一样，妇科恶性肿瘤也威胁女性的生命。不同的是，妇科恶性肿瘤所累及的器官是女性承担生殖任务的核心器官，肿瘤本身的进展和对其进行的治疗，很多时候会损害、甚至摧毁生育能力。女性生殖器官的主要作用在于繁衍，即孕育胎儿，对于下一代而言非常重要。但是，对患者自身而言，其重要性远远不及心、肝、肺、肾、脑等重要生命器官。因此，长期以来，对于妇科恶性肿瘤患者，基本的治疗思路是：手术切除发生了肿瘤的器官和/或邻近器官，必要时术后辅助化学治疗（化疗）或放疗治疗（放疗）；或者，通过放疗（或放化疗）对肿瘤进行根治性治疗。治疗的目的是挽救患者生命、延长患者存活时间，通常不考虑患者的生育能力。换言之，维持自身的生命比繁衍后代更为重要。

多数妇科恶性肿瘤的发病年龄较大，以前患者罹患肿瘤时多半已经完成生育，多不涉及再生育问题。然而，随着妇科肿瘤发病趋于年轻化、肿瘤诊断技术的提高以及女性生育年龄推后等，越来越多的女性在罹患妇科恶性肿瘤时仍然有生育要求。资料显示，大约有 8% 的子宫内膜癌、12% 的卵巢癌和 40% 的宫颈癌发生在生育年龄妇女。因此，在对年轻的或未完成生育的妇科恶性肿瘤患者进行治疗时，生殖器官的功能及生育能力的保护和保留成为日益重要的临床问题，需要妇科肿瘤医生在治疗过程中充分考虑和反复权衡，涉及多学科合作，而且还有心理学、社会学、国家政策等方面的考虑。

2006 年，美国临床肿瘤学会（ASCO）发表了第一部妇科恶性肿瘤患者（包括成人和儿童）保留生育功能诊治的临床指南：2012 年，该指南由专家小组修订，新版指南的总体原则基本未变。中华医学会妇产科学分会妇科肿瘤学组根据我国的具体情况，借鉴美国临床肿瘤学会制定的保留生育功能诊治临床指南的经验，汇总和分析相关数据库的重要文献，通过妇科肿瘤学、生殖医学、妇科内分泌学专家充分讨论后达成共识，于 2014 制定了中国第一部妇科恶性肿瘤保留生育功能临床诊治指南，为临床医师制定决策提供重要依据，同时还可对患者进行相关医学知识的教育和科学引导。

一、子宫颈癌

近年来，随着子宫颈癌筛查的普及和其他原因的影响，子宫颈癌的发病有年轻化的趋势，超过40%的早期子宫颈癌发生于生育期妇女。由于女性生育年龄普遍后推；再则，随着国家计划生育政策的开放，很多已经生育的年轻的子宫颈癌患者再生育的愿望也较强烈。子宫颈癌的某些扩散特征使保留生育功能成为可能。早期子宫颈癌累及卵巢的比例较低，子宫颈鳞癌为1%～2.5%，子宫颈腺癌约为3.6%，而且子宫颈癌较少扩散至子宫体（0.33%）。保留卵巢的治疗方式对患者的生存预后没有显著影响；子宫颈癌保留生育功能的治疗以手术为主。

谈到保留生育功能，必须先谈谈子宫颈癌的分期。大致而言，子宫颈癌分为Ⅰ、Ⅱ、Ⅲ和Ⅳ期。Ⅰ期是指肿瘤局限在子宫颈，没有向周围扩散；Ⅱ期是指肿瘤侵犯阴道（未达阴道下1/3）或者向宫旁扩散（未达盆侧壁）；Ⅲ期是指肿瘤侵犯阴道达下1/3（Ⅲa）或向宫旁扩散达盆侧壁（Ⅲb），或者肿瘤转移至腹膜后淋巴结（累及盆腔淋巴结为Ⅲ C1，累及更高的腹主动脉旁淋巴结为Ⅲ C2）；Ⅳ期则是肿瘤向前侵犯膀胱或向后侵犯直肠（Ⅳ a），或者肿瘤转移到盆腔外的器官，如肝、肺等（Ⅳ b 期）。只有I期的某些患者才可能保留生育功能，Ⅱ期以上的患者没有机会保留生育功能。

子宫颈癌保留生育功能的手术主要有两种，即子宫颈锥行切除术（宫颈锥切）和子宫颈广泛性切除术。到底做哪一种手术呢？这涉及对 I 期子宫颈癌的进一步精细分期。I期子宫颈癌是一种差异性很大的肿瘤，从肉眼看不见、只能在显微镜下才能看见的肿瘤，到最大径线超过 4cm 或者更大的肿瘤，只要还局限在宫颈，都称为I期。I期时，根据肿瘤浸润深度和大小进行细分，并由此决定保留生育功能手术的手术方式。

根据国际妇产科联盟（FIGO）2018 年分期标准，显微镜下肿瘤浸润深度≤ 3mm 者，为I a1 期；肿瘤浸润深度 >3mm 但≤ 5mm 者，为 Ia2 期；肿瘤浸润深度 >5mm 但肉眼可见的肿瘤最大径线≤ 2cm 者，为I b1 期；肿瘤最大径线 >2cm 但≤ 4cm 者，为 Ib2 期；肿瘤最大径线 >4cm 者，为 Ib3 期。通常而言，Ib2 期和 Ib3 期患者已经不适合保留生育功能。

子宫颈癌保留生育功能最基本、最简单的手术是宫颈锥切术。该手术将圆锥形切除子宫颈一部分，完整切除容易发生病变的宫颈柱状上皮 - 鳞状上皮移行带。宫颈锥切主要两种方式，冷刀锥切术（用传统的手术刀切割）或子宫颈环形电切术（LEEP，用高频电刀）。由于手术只是切除了小部分子宫颈，大部分的子宫颈和全部的子宫体是保留下来的，因此手术对怀孕本身没有影响。但是，由于宫颈结构受到一定程度的破坏，怀孕后流产和早产的风险会有所增加。据报道，冷刀锥切和 LEEP 手术后妊娠的流产率分别为 26% 和 5.2%、早产率分别为 23.5% 和 5.5%。尽管如此，考虑肿瘤切除的完整性和便于病理判断，一般首选冷刀锥切术。

哪些情况的Ⅰ期宫颈癌可以通过宫颈锥切进行治疗呢？目前认为，Ⅰa1 期、Ⅰa2 期子宫颈鳞癌和Ⅰa1 期子宫颈腺癌可以进行宫颈锥切。文献报道，早期的子宫颈浸润癌只要其浸润深度≤ 3mm，而且没有淋巴血管间隙受累，都可以通过宫颈锥切进行治疗；对于Ⅰa1 期子宫颈癌伴有淋巴血管间隙受累和Ⅰa2 期子宫颈癌患者，做宫颈锥切的同时，还应该进行盆腔淋巴结切除术，以排除盆腔淋巴结转移。若同时伴阴道上皮内瘤变，还应切除部分受累的阴道，以免术后该处的病变继续发展。

子宫颈癌保留生育功能最高级、最复杂的手术是子宫颈广泛性切除术。由于该术是由法国医生丹尼尔·达尔让（Daniel Dargent）发明和实施的，在 2005 年他去世之后，该术式被称为达尔让手术。手术会完全切除子宫颈，并切除一部分可能发生转移的宫旁组织（2cm）和部分阴道组织（不超过 2cm），然后将子宫与阴道进行缝合接通。手术可通过阴式、开腹、腹腔镜或机器人辅助的腹腔镜进行，在治疗子宫颈癌的同时可以保留患者的生育功能，被作为妇科保留功能手术的典范。

那么，哪些情况的Ⅰ期子宫颈癌患者适合做宫颈广泛性切除术呢？条件较为苛刻：①渴望生育的年轻患者；②患者不存在不育的因素；③肿瘤直径≤ 2cm；④临床分期为Ⅰa2 ~Ⅰb1期；⑤鳞癌或腺癌；⑥阴道镜检查未发现子宫颈内口上方有肿瘤浸润；⑦未发现区域淋巴结转移。

术前的评估和手术中的步骤较为复杂，稍作了解，包括：①术前明确子宫颈癌的病理诊断和临床分期，进行精确评估，严格掌握手术指征；②子宫颈广泛性切除术仅适用于早期子宫颈癌，而对于肿瘤直径 >2cm 和（或）累及血管和淋巴管的Ⅰb2 期以上的子宫颈癌患者术后容易复发，原则上也不宜行子宫颈广泛性切除术；③术前判断子宫颈肿瘤大小、肿瘤与子宫颈管内口的关系和子宫下段肌层是否有浸润很重要，应用 MRI

检查测量并评估，其准确率达 96.7%；④术中应按常规行冰冻病理检查，并尽可能保证其准确性，盆腔淋巴结和子宫颈切缘的病理检查结果对是否行保留生育功能治疗有指导意义；⑤随访保留生育功能手术治疗后的妊娠情况。

手术后要进行密切随诊。术后半年内应每月对患者进行随诊，随诊内容包括妇科检查、B 超检查和血清鳞状上皮细胞癌抗原（SCC-Ag）水平检测，必要时可行 CT、MRI 和正电子发射体层摄影术（PET）-CT 检查。若无异常，此后每 2 个月随诊 1 次；1 年后每 3 个月随诊 1 次；3 年后每半年随诊 1 次。每 3 个月进行 1 次子宫颈细胞学检查，若两次细胞学检查阴性，可建议患者妊娠。一般建议在术后 6 个月后可以妊娠，如自然受孕失败，可以考虑尽早采用辅助生殖技术。

还有一个问题，在子宫颈癌治疗中，即使子宫无法保留，卵巢是否可以保留呢？答案是有可能。因为早期子宫颈癌的卵巢转移率很低，其中子宫颈鳞癌的卵巢转移率 <1%，子宫颈腺癌约 10%。临床资料显示，卵巢分泌的性激素与子宫颈鳞癌的发生无明确关系。因此，早期子宫颈鳞癌患者术中可常规保留双侧卵巢，而早期子宫颈腺癌患者常规切除双侧卵巢。保留卵巢的指征：①病理类型为子宫颈鳞癌；②患者年

龄≤ 45 岁；③肿瘤直径≤ 2cm；④无子宫体和宫旁组织的肿瘤浸润；⑤无明确的淋巴结转移。

对于手术治疗中卵巢被保留下来，或者不做手术直接行放化疗的患者，如何让卵巢免受放疗的伤害呢？可以进行卵巢移位。即通过手术（开腹或腹腔镜）将卵巢移位至盆腔放射野以外的部位，常常是将卵巢固定在结肠侧沟、横结肠下方，以保留卵巢的内分泌功能，有利于提高患者治疗后的生命质量。需要注意的是，在移位手术之前，应行双侧卵巢的活检和快速冰冻病理检查，证实无肿瘤转移。

二、子宫内膜癌

2020 年，全球子宫内膜癌新发病例数约为 42 万，居女性癌症第 6 位。随着我国妇女生活方式和饮食结构的变化，子宫内膜癌的发病也有上升的趋势，中国子宫内膜癌年新发病例数约为 8 万，约 25% 的子宫内膜癌发生于绝经前女性，40 岁以下的患者约占 5% ~ 10%。年轻的子宫内膜癌患者多具有雌激素依赖型、期别早、分化较好、孕激素治疗反应良好、进展缓慢等特点。这些都是子宫内膜癌选择保留生育功能治疗方案的有利条件。

与宫颈癌、卵巢癌的治疗不同，子宫内膜癌的保守治疗是口服药物而非手术治疗，因此需要经历更多的咨询、宫腔镜操作评估、生殖内分泌助孕等，治疗周期长，需要医患双方共同的理解与配合。而且，子宫内膜癌保留生育功能的治疗是短时的缓兵之计，以前建议在患者完全生育后进行全面的分期手术。但是，“二孩”开放政策后，是完成生育后直接切除子宫，还是可以继续保留子宫，维持治疗，等生育二胎后再手术，还是目前需要研究的问题。

哪些患者适合采取药物保守治疗来保留子宫呢？国内外的观点比较一致的指征是：①患者年龄≤ 40 岁；②有强烈的生育要求；③病理类型为子宫内膜样腺癌；④病理分化程度为高分化；⑤病变局限于子宫内膜内，无肌层浸润、子宫外扩散及淋巴结受累；⑥孕激素受体表达阳性（适用于孕激素治疗者）；⑦患者无孕激素治疗禁忌证（适用于孕激素治疗者）。

在具体的治疗方法方面，主要有以下几种。

- 大剂量高效孕激素治疗：甲羟孕酮片，持续口服，250 ~ 500mg/d；或甲地孕酮片，持续口服，160 ~ 480mg/d。治疗期间可根据有无阴道流血、子宫内膜厚度的变化在上述剂量范围内增减剂量。

- 其他治疗方法：适用于具有肥胖症、肝功能异常等孕激素治疗禁忌证的患者，很少单独使用，多为两种方法合用。①促性腺激素释放激素激动剂（GnRH-a）；②左炔诺酮宫内缓释系统（LNG-IUS）；③芳香化酶抑制剂，如来曲唑。

- 合并症的全身综合治疗：①减肥、降脂：知识宣教、饮食控制、运动指导；②诊断和治疗糖尿病。

早期子宫内膜癌成功逆转率在80%左右，治疗不良反应的发生率约为1%，严重的不良反应包括血栓事件等。保守治疗的时间为6～9个月不等，因子宫内膜癌患者常常合并无排卵、内膜容受性差等影响妊娠的因素，患者的妊娠率一直不太乐观，成功妊娠概率为30%～40%，成功妊娠时间多在治疗后12个月左右。维持治疗对于暂时不要求生育的内膜癌患者非常重要，多采用周期性孕激素撤退或者放置含孕激素的宫内节育器进行维持治疗，长期随诊的患者仍有非常高的复发风险，复发概率在40%上下，平均复发时间在治疗后22个月左右。因此在成功逆转后应积极助孕，以提高妊娠率，且给后续治疗创造条件。

由于保守治疗存在一定的失败率，故在治疗前要进行仔细评估，包括以下几个方面。

• 详细询问月经、婚育史；既往治疗过程及治疗反应；并发症病史，如多囊卵巢综合征（PCOS）、不孕症、糖尿病、高脂血症等。

• 查体及全身状况评估：包括身高、体质量、体质指数（BMI）等；妇科检查；全血细胞计数正常；肝、肾功能正常；出凝血功能正常；心电图正常；胸片除外肺转移、胸水、肺癌。

• 病理诊断复核：由资深妇瘤病理科医师进行审核，病理类型为子宫内膜样腺癌、病理分化程度为高分化、免疫组化染色 PR 为阳性。

• 疾病程度评估：①无子宫肌层浸润：经阴道彩超检查（TVUS）或盆腔 MRI 检查；②没有同时合并卵巢恶性肿瘤：行血清 CA125 水平检测和 TVUS，必要时行腹腔镜检查及活检；③无盆腔淋巴结受累：行盆腔 CT、MRI 检查，必要时行 PET-CT 或腹腔镜检查及活检。

知情同意非常重要。详细向患者阐述手术治疗和药物保守治疗的利弊；讲解保留生育功能治疗的流程、药物不良反应及病情进展的风险；确保患者完全了解治疗流程及风险，能够坚持完成治疗及随诊；并给予患者充分的时间考虑和咨询，在其自愿选择保守治疗并签署治疗知情同意书后开始治疗。

治疗后如何进行疗效评估呢?

- 评估时机及方法：连续药物治疗 3 个月为 1 个疗程，每 3 个月常规行彩超和（或）MRI 检查以评估子宫大小、子宫内膜厚度及有无肌层浸润，了解盆腹腔内卵巢等其他脏器情况；宫腔镜或诊刮获取子宫内膜组织送病理检查。

- 疗效判定标准：①完全缓解：治疗后子宫内膜完全退缩，间质蜕膜样变，未见任何子宫内膜增生或癌灶；②部分缓解：子宫内膜病变降低级别或有残余癌灶，伴腺体退化萎缩；③无反应或病情稳定：治疗后子宫内膜无变化，有残余癌灶，子宫内膜无退化和萎缩现象；④疾病进展：子宫内膜癌患者出现明确的肌层浸润或子宫外病变。

对药物治疗的不良反应要密切监测。药物治疗可能出现的不良反应包括体质量增加，不规则阴道流血，乳房胀痛，食欲下降、恶心呕吐，皮疹，血栓栓塞性疾病。需要观察上述症状，每月测量体质量，测定肝、肾功能，经阴道超声检查测量子宫内膜厚度、观察卵巢大小。

什么情况下需要终止药物治疗呢?

出现下列任何情况之一，都需要终止药物治疗。①有确切证据证实有子宫肌层浸润或子宫外病变，即疾病进展；②患者不再要求保留生育功能；③疗效评估已达完全缓解（视具体情况停止治疗或巩固治疗 1 个疗程）；④出现严重不良反应无法继续治疗；⑤持续治疗 6 个月，肿瘤无反应者。

如果治疗成功，如何进行随诊和后续治疗呢？分两种情况。

- 暂无生育要求者：其治疗的目的是维持规律月经、防止复发。①治疗对象：已完成大剂量孕激素治疗并获得完全缓解者；未婚或离异者；已完成生育者。②治疗方法：有自然月经者，给予观察、测基础体温。无自然月经或基础体温监测提示无排卵者，给予口服孕激素≥ 12 天 / 月，然后撤退出血；或口服短效避孕药，每月定期撤退出血；或宫内置入左炔诺孕酮宫内缓释系统（LNG-IUS）。已完成生育者，给予子宫内置入 LNG-IUS，或手术切除子宫。③病情监测：每 3 ~ 6 个月定期随诊，记录月经情况、盆腔超声检测子宫内膜情况，如有子宫内膜异常增厚或占位病变、不规则阴道流血，行诊刮以了解子宫内膜情况。

- 迫切要求生育者：其治疗的目的是监测排卵、积极助孕。①既往有不孕病史：行不孕检查，包括精液常规、子宫碘油造影及有无排卵障碍等，如发现任何一项异常，根据不孕原因及程度进行个体化处理；如未发现异常，则监测排卵、期待妊娠，仍不孕者应用辅助生殖技术助孕。②既往无不孕病史：观察自然周期月经恢复情况，监测基础体温以了解排卵情况，排卵期同房争取自然妊娠，如发现无排卵或有排卵但 6 个月仍未自然妊娠，进入上述不孕检查和治疗流程。③病情监测：方法同前。

如果子宫内膜癌无法进行保守治疗，需要切除子宫，卵巢是否能够保留呢？一般而言，子宫内膜癌标准的手术治疗是全子宫及双侧输卵管和卵巢切除。但是，对于以下情况的患者，也可以考虑保留卵巢，包括患者年龄 <45 岁、非高危病理类型子宫内膜样腺癌、肿瘤病理组织学分化 G1 级或 POLE 突变型、肿瘤直径 <2cm、侵犯肌层 <1/2、排除 BRCA/Lynch 家族史。需要注意的是，即使是保留卵巢，也建议切除输卵管，原因是目前认为部分卵巢癌的来源是输卵管的伞端。

三、卵巢恶性肿瘤

卵巢癌是致死率最高的女性生殖系统恶性肿瘤，其中卵巢上皮性癌是最常见的病理组织学类型，约占 90%。大多数卵巢癌发生在绝经后女性，但仍有约 12.1% 的卵巢癌患者年龄小于 44 岁。年轻卵巢癌患者通常期别较早，预后相对较好，具备保留生育功能治疗的需求和条件。保留生育功能治疗后，患者成功受孕率高于60%，流产率低于30%。卵巢癌的异质性高，不同组织病理亚型的处理和预后也不尽相同，通常而言，需要在完成生育后进行全面分期手术。

1. 卵巢上皮性癌

对于卵巢上皮性癌（卵巢癌）患者施行保留生育功能治疗应持谨慎的态度，必须经过严格选择，向患者和家属交代保留生育功能治疗的利弊和风险，争得其理解和同意，并签署治疗同意书。卵巢癌保留生育功能的手术必须具备以下条件方可施行：①患者年龄 <35 岁，渴望生育；②手术病理分期为 Ia 期（也就是肿瘤局限于一侧卵巢，包膜完整）；③病理分化程度为高分化；④对侧卵巢外观正常，活检后病理检查阴性；⑤腹腔细胞学检查阴性；⑥“高危区域”（包括子宫直肠陷凹、结肠侧沟、肠系膜、大网膜和腹膜后淋巴结）探查及多点活检均阴性；⑦有随诊条件；⑧完成生育后视情况再行子宫及对侧附件切除术。

2. 卵巢恶性生殖细胞肿瘤

与卵巢上皮癌不同，对于有生育要求的卵巢恶性生殖细胞肿瘤患者，都可保留生育功能，不受期别的限制。这是因为：

多数卵巢恶性生殖细胞肿瘤为单侧；复发也很少在对侧卵巢和子宫；对顺铂 + 依托泊苷 + 博来霉素（PEB）、顺铂 + 长春新碱 + 博来霉素（PVB）方案化疗很敏感；研究表明，切除对侧卵巢和子宫并不改善患者预后。对于卵巢恶性生殖细胞肿瘤患者进行保留生育功能的手术时，其手术范围为：切除患侧输卵管和卵巢，保留对侧正常的卵巢和未受侵犯的子宫。同时，尽可能将转移病灶切除干净，术后辅以化疗。需要注意的是，化疗对卵巢有毒性作用，需要进行卵巢保护（后述）。对早期的卵巢无性细胞瘤和Ⅰ级未成熟畸胎瘤，除了需行患侧附件切除术，同时还应行包括大网膜切除和腹膜后淋巴结切除的全面分期手术，如证实其手术病理分期为Ⅰa 期，术后可不予化疗。

3. 卵巢交界性肿瘤

- 单侧卵巢交界性肿瘤：对于年龄小于 40 岁的年轻患者，通常行患侧附件切除术，保留生育功能。对于早期患者多不主张进行分期手术，因为手术范围过大会造成盆腔粘连，导致术后不育；而且早期患者术后几乎不需要进行化疗。

- 双侧卵巢交界性肿瘤：其发生率为 38%，只要有正常卵巢组织存在，也可仅行肿瘤剔除术，保留生育功能。

- 期别较晚的卵巢交界性肿瘤：只要对侧卵巢和子宫未受

累，无外生型乳头结构及浸润性种植，也可考虑进行保留生育功能治疗。

由于卵巢交界性肿瘤患者大多年轻，手术后容易复发，处理比较棘手。因此，治疗前必须向患者和家属交代保留生育功能治疗的利弊和风险，争得其理解和同意，并签署治疗同意书。

四、妊娠滋养细胞肿瘤

妊娠滋养细胞肿瘤保留生育功能治疗已是临床共识，主要的原则如下：①滋养细胞肿瘤主要发生于育龄期妇女，治疗以化疗为主；②保留生育功能是治疗滋养细胞肿瘤的一项基本原则；③对晚期已有远处转移包括神经系统转移的滋养细胞肿瘤患者，只要治疗结果满意，均可保留其生育功能；④滋养细胞肿瘤患者因化疗引起的流产、胎儿畸形及产科并发症的发生率无明显升高，长期随访治愈患者所生新生儿染色体畸变率与正常人群比较无明显差异。

五、幼少女妇科恶性肿瘤

幼少女妇科恶性肿瘤非常罕见，对于少女常见的卵巢生殖细胞肿瘤，保留生育功能治疗已达成共识。任何期别的恶性生殖细胞肿瘤均可以进行保留生育功能的治疗，其他罕见的单侧附件的肿瘤，如性索间质肿瘤中的幼年型颗粒细胞瘤保留生育功能的治疗也是可行的，但因肿瘤类型罕见，目前缺乏大规模的临床研究来评价保留生育功能的治疗方法在肿瘤预后的长期结局。美国最大的儿童肿瘤治疗中心——圣犹大儿童研究医院（St. Jude Children's Research Hospital）报道了 55 例下生殖道来源的恶性肿瘤，包括阴道内胚窦瘤、阴道肉瘤及阴道宫颈的透明细胞癌。北京协和医院收治的幼儿下生殖道肿瘤也是包括阴道内胚窦瘤、阴道肉瘤及阴道宫颈的透明细胞癌，其中阴道内胚窦瘤与阴道肉瘤的治疗均以化疗为主，辅以保留生殖器官功能及结构的保守性手术，早期的宫颈透明细胞癌也可以采用保留生育功能的手术来治疗。

如何保留生育力

研究显示，妇科恶性肿瘤治疗中使用的化疗药物和放疗射线对卵巢组织和卵泡均有不同程度的损害，损害程度与放化疗药物的种类、剂量以及使用时间有关。其中化疗药物中烷化剂对卵巢功能的影响较大，多个周期的使用会造成相当大的生育风险。与妇科恶性肿瘤保留生育功能相关的生殖内分泌治疗，包括胚胎冷冻、卵母细胞冷冻、卵巢抑制、卵巢组织冷冻和移植等。保留生育功能的方案取决于患者年龄、病理诊断、治疗方法、是否已结婚以及患者个人和家属的意愿。因此由于有些生殖内分泌治疗方案可能会推迟肿瘤治疗，故应强调尽早将患者转诊给妇瘤科医师以将肿瘤延迟治疗的风险减至最小。

1. 胚胎冷冻保存

胚胎冷冻是最为成熟、成功率最高的保留生育功能方法。体外受精后剩余胚胎冷冻保存早已常规应用于临床并获得很高的成功率。在化疗或手术前行卵巢刺激及取卵，处理卵母细胞和精子之后行常规体外受精或卵母细胞胞质内单精子注射，体外培养受精卵及胚胎并评价其发育情况，将发育良好的胚胎冷冻保存，待化疗结束后进行胚胎移植。研究表明，该途径可获得与传统疗法相近数量的卵母细胞、胚胎和妊娠结局。初步研究表明，该措施对患者的无瘤生存时间没有明显影响。

2. 卵母细胞冷冻保存

卵母细胞冷冻保存也是可选择的治疗方案之一，尤其适用于未婚（包括青春期前）不想使用捐赠精子、暂时不愿意使用丈夫精子或对胚胎冷冻有宗教伦理考虑的患者。以往，卵母细胞冷冻保存仅在有相关经验的治疗中心进行临床试验，分为未成熟卵母细胞冷冻保存和成熟卵母细胞冷冻保存。未成熟卵母细胞体外成熟技术可用于不适合或不愿意接受激素药物刺激的患者，可于月经周期的任何时间在超声引导下穿刺获取不成熟卵母细胞，或者在卵巢组织切薄片冻存时寻找不成熟卵母细胞，体外培养成熟后冷冻保存。而成熟卵母细胞冷冻保存技术随着其成功率的显著提高，自 2012 年 10 月起，美国生殖医学协会（ASRM）认为该技术已不仅仅局限为临床试验阶段。部分辅助生殖研究中心已报道成熟卵母细胞冷冻保存技术成功率已经可以与新鲜卵母细胞技术的成功率相媲美，尤其在年轻女性中。

3. 卵巢移位

前面已经提到，当肿瘤治疗涉及盆腔放疗时可考虑卵巢移位。但是，由于放疗散射和移位卵巢血液供应减少，移位卵巢的功能并不一定都能得到良好保护，患者应认识到该治疗方案不一定都能有效。另外，卵巢移位后还可能会发生位置的重新移动，因此手术应尽可能选在临近放疗开始的时候进行。卵巢移位后应定期检查卵巢的内分泌功能。

4. 卵巢抑制

目前，对于促性腺激素释放激素类似物（GnRH-a）和其他卵巢抑制手段在保留生育功能治疗方面的确切效果和临床价值尚缺乏有效的支持证据。关于 GnRH-a 保护卵巢功能是否有效仍存在较多争议。鼓励患者积极参与化疗期间使用 GnRH-a 的相关临床试验，进一步明确其临床价值。

5. 卵巢组织冰冻保存和移植

育龄期妇女治疗前将卵巢组织冰冻保存，肿瘤治疗完成后，准备生育前再将冻存的卵巢组织移植至患者体内，这个技术不依赖于卵巢刺激和性成熟，故为儿童患者唯一的选择。该技术目前认为仍处于临床试验阶段，仅能在有相关经验的研究中心实施，需通过伦理委员会审核，且要有随诊肿瘤复发的条件。移植卵巢组织是否会重新引入肿瘤细胞仍是该技术存在的最大顾虑和最为担心的问题，主要取决于肿瘤的原发部位、病理类型和手术病理分期，目前尚未有肿瘤复发的报道。因此，开展人类卵巢组织冷冻保存必须严格控制其使用指征。

6. 对雌激素敏感型肿瘤的治疗

对雌激素敏感型妇科恶性肿瘤的最大顾虑是保留生育功能的干预措施（如通过增加外源性雌激素来刺激卵巢）和（或）以后的妊娠是否会增加肿瘤复发的危险性。采用芳香化酶抑制剂（如来曲唑）的卵巢刺激方案可减少此顾虑，因此使用此方案获得的妊娠不增加肿瘤复发的危险性。

穿越到未来，得了肿瘤如何保留生育力

妇科恶性肿瘤患者保留生育功能的治疗在国内外均有指南可遵循，但目前临床研究多为回顾性研究。保留器官的手术、减少化疗的损伤是治疗中要面对的两个问题，遵循规范才能实现肿瘤治疗的疗效最大化。

妇科肿瘤患者均是社会人、家庭人及个体人，因此肿瘤治疗中不仅要关心患者本人，还应关怀患者家属，治疗应该人性化、个体化与多元化。患者年龄、生育计划、心理承受能力、对治疗的倾向及家庭经济因素等均是需要医生考虑的个体化因素，非标准化治疗需要获得患者的充分知情同意。

妇科肿瘤医生是妇科肿瘤保留生育功能治疗的决策者，但是整体治疗历程不局限于妇科肿瘤专业，包括很多专业科室的合作，如病理科、生殖医学科、内分泌代谢科、影像科、遗传咨询、产科、心理科等，因此多学科合作是成功的关键。

另外，先进科技的应用，如高通量测序技术的发展和应用使更多的靶向治疗可为妇科恶性肿瘤患者提供新的治疗选择。如早期上皮性卵巢癌保留生育功能的患者应接受肿瘤遗传咨询，而BRCA基因（乳腺癌易感基因）突变的患者应接受胚胎遗传学筛查。幼女的支持间质肿瘤及幼年型颗粒细胞瘤的基因筛查也为肿瘤的整体预后提供了信息，同时为后续的遗传咨询提供了依据。内膜癌保留生育功能治疗的遗传筛查包括林奇综合征的筛查。无论卵巢癌还是子宫内膜癌，传统的组织学分型均不能完全预测疾病的结局，应该采用更精准的分子分型为治疗与预后提供更多信息。另外，肿瘤体细胞的基因突变检测及循环肿瘤细胞的检测也为肿瘤诊断、预测肿瘤对药物的敏感性及监测肿瘤复发提供了一定的依据。

生殖技术的应用更是为个体化治疗提供了更多选择。胚胎冷冻技术目前已十分成熟，原始卵母细胞体外培养技术的成熟也可为幼（少）女提供更多生育机会。在某些国家或地区，不适合保守治疗的内膜癌患者还可以通过“代孕”实现生育，对于有遗传倾向的妇科肿瘤患者，胚胎移植前基因筛查应该是后续治疗的延续。卵巢组织的冻存和移植、卵巢的组织工程学研究、化疗前卵巢组织的冻存及药物的预防性应用，均为放化疗患者生育功能的保留提供了一线生机。治疗上整体化与过程中学科细化，二者统一，相辅相成。

保留了生育器官并非一定能成功生育，有很多其他因素也会影响妊娠生育结局，因此心理治疗和肿瘤治疗同样重要。常有早期妇科恶性肿瘤患者肿瘤得到了治愈，获得了长期生存，但随后整日生活在担心、忧虑之中，无法正常地生活和工作，导致肿瘤治愈后生活质量反而更差了。因此心理疏导、肿瘤科普等工作都是整体治疗所必需的。

最后需要强调的是，毕竟妇科肿瘤患者保留生育功能的治疗比较棘手，对患者和医生都有一定风险，多半情况下是不得已而为之。因此，最佳的策略仍是对妇科肿瘤的预防，争取避开肿瘤或早期发现肿瘤。对于女性而言，有以下五点建议：第一，每年接受一次常规的妇科检查，以早期发现妇科肿瘤相关的问题；第二，每年进行一次经盆腔器官超声检查，已婚或有性生活者，经阴道超声检查更好；第三，每年抽血检查血清肿瘤学标记物，至少包括 CA125、CA199、CEA、AFP、SCCAg；第四，每两年做一次宫颈癌筛查，可行宫颈薄层液基细胞学检查（TCT）或者人乳头瘤病毒（HPV）核酸检测，有条件者进行联合筛查更好；第五，对于 9 ~ 45 岁的女性，鼓励进行 HPV 疫苗接种。

第七章

生育：放眼生育之外

生育率连续数年骤降，新近公布的年度新增人口不足50万，已逼近低洼点，红灯闪烁。过去只是在日本等发达国家才看到的少子化、老龄化景象出现在中华大地，人们好生奇怪，惊呼“咋地啦？”这可是一个生殖崇拜的人口国度呀，传宗接代，香火永济，四世同堂，天伦之乐，儿孙满堂，多子多福，不孝有三……曾几何时，我们还为高生育率而发愁，倡导计划生育，为降低生育率而努力；如今，限制生育的政策已转向、已松绑，谁曾想到，生育“发夹弯”现象猛然出现，让大家百思不得其解，纠结再三，是不愿生、不想生（意愿不强）？还是不能生、不会生（能力不及）？抑或不敢生、不忍生（生存、养育资本不济）？今天就让我们来好好分析一下缘由。

众所周知，生育话题并不单纯，跟婚恋、家庭、性爱、生存境遇、养育条件等息息相关，缺一不可。

婚恋：生育之坯基

如果说生育行为是瓜，婚恋就是藤，藤儿不兴，瓜儿不长。随着青年群体在社会化进程中遭逢的新变数不断凸显，工作、生活节奏的加快，加之财富积蓄速率、个性张扬的追求与社会交往格局的嬗变，人们的婚恋境遇正在出现多元化，突出的是城乡分化，大部分乡村青年尚能做到适龄婚育，而城市中大部分适婚青年婚期延后，晚婚、不婚人群扩大，生育人口基数日渐缩小，长辈们急在心头，屡屡催婚，效果却并不如人意，甚至加剧了结婚焦虑。

靳强（电脑软件开发工程师，化名），31岁，某名牌大学硕士研究生，毕业后在一线城市职场打拼5年，事业小有成绩，但“996”的工作节奏，使得恋爱季一拖再拖。最近两年，在父母的再三催促下，通过某婚恋公司结交了一位小自己2岁的女朋友阿琼，交往中觉志趣相投，相见恨晚，半年后，谈及结婚及生育愿景，遭遇住房、个人职场进取、育儿条件不足等诸多问题，顿时冷静下来，双方均将婚育前景视为畏途，虽经双方父母催促，3个月后办理结婚手续，但谈及生育计划，小夫妻却一直未能有具体的预期。靳强夫妇坦言，考虑到职场节奏调整、生育心理准备、居住环境改善、资金积累等筹备工作，可能要3年之后方才能考虑生育问题，届时已逼近高龄生育的门槛。

在都市职场，靳强小夫妇的境遇比比皆是，教育周期延长，25 岁之后才进入职场，且职场压力大，不进则退，婚育条件与动力不足，即使决定生育一胎，考虑到养育成本的高企，也暂无生育二胎的雄心。在国家放开二胎生育之后，北京市有学者对二胎生育意愿进行了一次摸底调查，访谈了 26 位育龄夫妇，他们心态上存在六大障碍，分别是“预期个人能力不足”“感到家庭和社会支持有限”“育儿成本太高”“感到优育的压力”“生二孩阻碍女性职业价值感实现”“生二孩降低生活品质，牺牲个人生活”。核心问题是预期的养育效能不足，生育与自我实现的冲突。

相形之下，乡居的适龄青年压力小许多，但在许多乡村，中青年背井离乡，外出打工，客居城镇，生活条件、生育环境更加严峻，他们虽然可以将幼儿送回家乡由家中老人照料，但留守儿童现象会给孩子的身心发育带来诸多阴影，不利于儿童的健康发育与成长。国家扶贫政策鼓励返乡创业，就近就业，发展特色农业和加工业，将大大缓解这一困境，可以预期，随着新农村建设事业的兴起，农村的生育与养育环境都将得到极大的改观。

难言之隐：性与育的纠结

无疑，性能力、性意识、性文化的现代嬗变在无形之中影响着全民族的繁衍力以及个体的生育效能。在漫长的生命进化过程中，食物短缺的饥馑、狩猎的奔跑、农耕的劳作是生命的常态，造就了朴素而顽强的个体性繁殖能力，尽管生存境遇（战争、饥荒、瘟疫、动乱）的严峻限制了群体繁殖的速率，但中华民族的繁茂依然冠于世界民族之林，拥有最大的人口版图。随着近代生产力的不断改善，科技效能取代人工效能，闲暇与悠游的机遇大大增加，酒色财气的奢侈之风不断冲击，瓦解了朴素的家庭纽带，不仅大大降低了人类的性能力（男性活力精子数衰减，女性有效排卵数减少），而且逐步形成复杂多元（多角）的性关系和性文化，尤其是20世纪中叶，避孕药的横空出世，堕胎行为的便利化，彻底改变了性与育的捆绑关系。性行为不再追求生育目的、生殖的义务，性快乐也不再是生育行为的奖赏，而是渴求自由、张扬个性的性快感，完全脱离生育、生殖的轨道，“婚—性—育”的行为“连环套”被彻底击碎，陷入及时行乐、杯水主义的泥淖，这样的人生果实未必甘甜。

二妮（化名），某高校校花，高学历，毕业后入职某商贸集团公司，任公关部总经理，职场与业务交往中不乏追慕者，不时缠绵于花前月下，情意阑珊，陶醉于美酒佳人的良宵夜，推杯换盏，渐入佳境。婚前先后有六任前男友，五次流产，两次宫外孕，后优中选优，嫁一如意郎君，却婚后数年不孕，经查男方精子无虞，多方求医，诊断出双侧输卵管堵塞，后尝试试管婴儿，又因子宫原因流产，无法继续妊娠。男方父母多方催问无果，小夫妻也愤而生怨，最终选择离异，自叹红颜薄命。

现代社会，人们走出了性蒙昧，性观念更趋开放、自由，在许多青年男女那里，我的身体我作主，不容别人议论，我要将“性”献给“所爱”，我以“良宵”换“欢娱”，于是，性与爱、性与娱、性与婚、性与育的关系呈现多元化，但是，凡事总有度，如果彻底颠覆当下婚姻制度的保守性、排他性、稳定性，撕裂“婚—性—育”的同一性、连贯性，人类生育将失去和谐的氛围与必要的条件。对此，个体教训多多，婚前值得反复掂量，认真把握。

生育：本能与意志

俗话说：生生不息，讲的是生命力、生殖力的永不止歇，于是，人类得以繁衍，社会得以发展，这些背后的动力源是什么？一是本能，二是生命意志。本能不可摧，可摧的是生命意志，中国人强盛的生育意识就是一种民族的生命意志。光宗耀祖，青史留名，荣光世代不衰，前提是家族人丁兴旺，后代人口繁茂，后来演化为一种集体无意识的文化习俗，无需提醒的自觉行为，即使在生命遭逢疾苦，置身于悬崖之上，生生不息的信念也毫不衰减，借助于各种辅助生殖新技术，弥补身体的不足，下面这个故事讲的就是靠着这样的生殖信念支撑前行的坚定的人。

罗剑（化名），28 岁的帅小伙子，年初从装甲兵部队退役转业到某政府机关，担任保卫处安保主管。两年前与青梅竹马的同街坊杨眉（化名）相恋成婚，团聚后，小两口为备孕做足了准备，憧憬着家庭新成员的降生。不料，祸从天降，一周前，罗剑参加机关篮球赛摔倒后头疼难忍，去医院检查，查出“脑胶质细胞瘤”，残酷的现实打断了小两口甜蜜的生育计划，接下来，迎击他们的是艰辛而漫长的抗癌历程，手术摘除肿瘤后，罗剑即将转入放化疗，随后还要接受电场治疗，虽然病情有可能暂时缓解，但沉重的经济负担压得小两口透不过气来，而且放化疗对生殖能力也有不小的摧残，未来的病情发展更是生死难料，此时，父母过来慰问他们，罗剑与杨眉一合计，决定赶在罗剑接受放化疗、电疗前先去生殖科取出健壮的精子，把它冷冻起来（“留种”），留待病情缓解后，与杨眉的卵子进行“试管婴儿”操作，生育一个健康的小宝贝。这一决定得到双方家长的赞许，更意想不到的心理激励效果是，罗剑每每想到自己将来要做父亲的责任，在抗癌的道路上步履更加坚定，信心不衰，积极配合治疗，经过医护及妻子杨眉的精心治疗与照护，罗剑的病情已趋于稳定，转入电场治疗，他们期待着，在不久的日子里，这个小家庭一定会迎来三口、四口之家的新生活。

积极心理学告诉我们，在人生遭逢挫折时，最重要的要树立活下去，活出精气神的生命信念，而生殖的信念更为活下去增添了“生生不息”的亮色，成为人们战胜挫折的精神动力。罗剑的例子告诉我们，疾病袭来，也不能轻易放弃，生生不息的信念不息，一切艰难困苦都可以踩在脚下，相形之下，那些逃避困难的人，最需要从这个案例中汲取生命不屈、生活不颓的原动力。

生育：自然与人工

孕妇是病人吗？显然不是。但是，医院分娩如今已成为主流，孕妇建档、定期检查已经成为优生优育的常规节目。延续千年的接生婆职业已经消失在历史的烟尘里，被助产士取代。古往今来，十月怀胎，一朝分娩，犹如瓜熟蒂落，自然天成，但是今天，许多育龄夫妇在自然生育过程中遇到了困难，需要医学来帮助、来关注、来干预。譬如输卵管阻滞，使得受孕困难，需要试管婴儿等辅助生殖技术的帮助，也有些孕妇骨盆或产道狭小，需要采取剖宫产的方式改道分娩。

在西方社会，还有有偿出租子宫，即借腹生子的“代孕”现象，这样就可以免去分娩之痛和十月怀胎的艰辛，也带来许多伦理学的困境。在日本，有一位育龄女性幼年时子宫受损，成年后花费巨资请美国佛罗里达州的代孕母亲为其代孕，后因经济纠纷出现问题，转而由其母亲接续代孕，结果出现了“同一子宫，分娩出两代人”的“同宫异代”窘境。在我国西安，为绕开限制“代孕”的法规，一位子宫受损的育龄女性采取移植亲生母亲子宫的方式生育了自己的孩子，虽然脱离了“代孕”的境遇，依然未逃出“同宫异代”的困境。

其实，技术化的生育思路远不止这些，目前还只是体外受精、体内孕育（一头在外，一头在内，为精卵买卖留下空间）的初级模式，未来还可能出现体外受精、体外孕育（依靠实验室条件下的人工子宫，两头在外）的高级模式，还有匪夷所思的克隆人（干细胞技术，无性繁殖）模式、赛博人（人机混合器官，AI 机器人）模式，未来还有可能以硅基生命替代碳基生命，到那时，生命不再是细胞、组织、器官组合而成的肉身，而是以量子化存在的智慧云团，也不再是“生一生”，而是“云一云”，死亡也将不复存在。

面对作为自然分娩补充、补救的光怪陆离的新技术，未来存在着无限的可能性，我们是否应该亦步亦趋，步步紧跟呢？未必！即使手中有榔头，也不必到处乱敲，我们必须坚守自然孕育、自然分娩优先的原则，犹如当今提倡母乳喂养为主、人工哺乳为辅一样，一方面积极研发新技术，张开双臂欢迎新技术，但不是无条件地照单全收，对于各种各样的生殖新技术，我们要加强评估，除了技术高下、优劣的评估之外，还要进行伦理、历史、哲学的人文评估，让新技术沿着合理、适度的轨道前行。

图书在版编目（CIP）数据

生殖健康孕育未来 / 中国科协学会服务中心主编；《中华医学杂志》社有限责任公司编著．—北京：中国科学技术出版社，2024.1

ISBN 978-7-5236-0328-4

Ⅰ.①生… Ⅱ.①中… ②中… Ⅲ.①生殖健康 Ⅳ.① R169

中国国家版本馆 CIP 数据核字（2023）第 218810 号

责任编辑	夏凤金　张敬一
装帧设计	中文天地
责任校对	张晓莉
责任印制	李晓霖

出　　版	中国科学技术出版社
发　　行	中国科学技术出版社有限公司发行部
地　　址	北京市海淀区中关村南大街 16 号
邮　　编	100081
发行电话	010-62173865
传　　真	010-62173081
网　　址	http://www.cspbooks.com.cn

开　　本	889mm × 1230mm　1/32
字　　数	115 千字
印　　张	7.375
版　　次	2024 年 1 月第 1 版
印　　次	2024 年 1 月第 1 次印刷
印　　刷	北京荣泰印刷有限公司
书　　号	ISBN 978-7-5236-0328-4 / R · 3134
定　　价	68.00 元

（凡购买本社图书，如有缺页、倒页、脱页者，本社发行部负责调换）